식탁의 정석

한 끼에서 건강까지

이정민 지음

붐이다
프로젝트

식탁의 정석

한 끼에서 건강까지

이정민 지음

들어가는 말

건강한 식탁을 위한 기본 정석,
당신의 좋은 동반자가 되기를

이제 요리와 맛집은 남녀노소 누구에게나 아주 친숙하다. 맛있는 한 그릇은 TV 프로그램이나 유튜브, 인스타그램에서 가장 인기 있는 핫한 아이템이다. 그래서 사람들은 요리나 맛집을 찾을 때 언제나 검색부터 시작한다. 통신기술의 발달과 매체의 다양화로 필요한 정보를 누구나 쉽고 빠르게 찾아볼 수 있게 된 것이다.

그렇다면 우리에게 요리와 맛집은 건강한 밥상과 바로 연결되고 있을까? 우리의 건강한 한 끼는 어디에서 시작될까? 검색으로 찾게 된 수많은 인플루언서들이 제공하는 정보는 정말 진짜일까? 안타까운 점은 누구나 정보 생산자가 될 수 있기 때문에 정확하지 않거나 불필요한 정보가 바른 정보들과 마구 뒤섞여 있다는 것이다. 그 결과, 건강한 한 끼에 대한 바른 정보를 만나기란 너무 어려워졌다.

건강한 한 끼는 너무 소중하다. 한 끼의 시작과 끝은 몸과 마음의 건강과 닿아 있으므로 정확하고 바른 정보는 꼭 필요하다. 넘쳐나는 요리와 맛집 정보를 볼 때마다 병원에서 일하는 임상영양사로서 마음이 무거워질 때가 한두 번이 아니었다. 정확한 정보를 알려줘야 할 역할과 책임이 느껴졌던 것이다.
우리의 식탁에 올라오는 많은 식품들, 개인이 필요에 의해 선택한 식단과 먹는 방법, 질환을 가진 사람들이 주의해야 할 음식, 아니 한 그릇에 포함되어 있는 눈에 보이지 않는 소금이나 설탕까지. 우리는 그런 것들에 대해 얼마나 잘 알고 있을까? 이 책은 그 고민들을 해결할 수 있는 식탁의 기본 정보들을 담았다.
이 책의 첫 원고는 세브란스병원이 발행하는 매거진 월간 〈세브란스병원〉으로부터 시작되었다. 이 매거진에 건강한 음식, 영양 정보 같은 주제로 매달 원고를 쓰기 시작한 지 10년이 넘었다. 처음 원고를 쓸 때는 이렇게 오래 쓰게 될 거라고는 전혀 몰랐다. 그리고 그 원고들에 최신 정보를 담아 이렇게 책으로 묶어내게 되었다.
원고의 주제를 정할 때는 정말 많은 고민의 시간을 보냈다. 많은 사람들이 무엇을 먹을까 생각하고, 어떻게 먹는 것이 건강에 도움이 되는지 노력한다. 음식의 트렌드 또한 시대의 변화를 반영해 사람들의 관심도 다양해졌다. 그래서 식생활 정보, 유행하는 음식 취향과 선택, 식탁에 올라오는 식재료, 질병 관리를 위한 식사요법까지 여러 주제가 망라되었다.

100세 시대가 코앞에 다가온 지금, 수명이 늘어난 만큼 건강을 잘 유지하면서 오래 사는 것이 무엇보다 중요해졌다. 건강관리를 위해 식생활에서 유의할 점, 알고 먹으면 유익한 정보, 건강한 식품을 선택하는 방법, 질병이 있다면 무엇을 어떻게 먹어야 할지에 대한 답을 이 책에서 찾을 수 있을 것이다. 지루하지 않도록 주제를 나누고 명료한 답들을 제시했다. 이 책을 통해 자신에게 알맞은 식사, 현명한 식품 선택, 다양한 식품 섭취, 똑똑한 조리법이 어떤 것인지를 확인하고 꾸준히 실천하는 계기가 되고, 무엇보다 이 책이 건강관리를 위한 좋은 동반자이자 언제나 가까이에 두고 보는 식탁의 기본 정석이 되면 좋겠다.

한 가지 기억해주기를 당부드린다. 다른 사람에게 좋은 음식이 나에게는 좋지 않은 음식이 될 수도 있다는 것을. 그러므로 자신에게 좋은 음식을 잘 선택해 건강한 삶을 영위하는 지혜가 필요하다.

"당신이 먹은 것이 당신이 된다"라는 말이 있다. 당신의 식탁을 건강하게 만들기 위해 오늘은 무엇을 선택할 것인가? 식탁을 위한 가장 기본적인 것들을 담은 이 책, 〈식탁의 정석〉이 그 선택에 바른 길잡이가 되면 더 바랄 게 없다. 한 끼를 잘 해결하고 그 한 끼를 통해 삶의 원동력이 되는 건강까지 잘 관리할 수 있기를 바란다.

2021년 11월, 이정민

목차

1부
꼭 알아야 할 음식 속 이것

소금 *012*
섬유소 *018*
식물성 기름 *022*
당류 *026*
카페인 *030*
칼슘 *034*
트랜스지방산 *038*
매실청 *042*
물 *046*

2부
알고 먹어야 유익하다

탄산수 *052*
여름철 보양식 *056*
가을철 별미 *060*
패스트푸드 *064*
컬러 푸드 *068*
똑똑한 외식 *072*
음식 궁합 *076*
편식 *080*

3부
따져 먹을수록 더 좋다

아침식사 *088*
웰빙 도시락 *092*
만들어 먹는 건강식품 *096*
면역력 강화 식품 *100*
술안주와 영양 *104*
설날과 대보름 음식 *108*
명절 식품 취급 요령 *112*
휴가지 음식 *116*

4부
식생활 트렌드, 알고 따라 하자

채식 *122*
운동 효과를 높이는 음식 *128*
뱃살 줄이는 식단 *132*
대시 다이어트 *136*
마크로비오틱 *142*
지중해식 식단 *146*
저탄수화물 고지방 식사 *150*
간헐적 단식 *154*

5부
질병이 있다면 이렇게 먹자 I

역류성 식도염 *164*
당뇨병 *168*
빈혈 *172*
비만 *176*
고혈압 *180*
이상지질혈증 *184*
지방간 *190*
염증성 장질환 *194*
변비 *198*

6부
질병이 있다면 이렇게 먹자 II

골다공증 *204*
간질환 *210*
뇌졸중 *214*
통풍 *220*
만성 콩팥병 *224*
암 *228*
장기이식 *234*

7부
똑똑하고 지혜로운 식생활

암 예방 *240*
식품 알레르기 *244*
음식과 약물의 상호작용 *248*
냉장고 수납법 *252*
웰빙 조리법 *258*
임신부의 식사 관리 *262*
어르신의 식사 관리 *266*
모유 수유 *270*
영양표시 *274*

1부

꼭 알아야 할
음식 속 이것

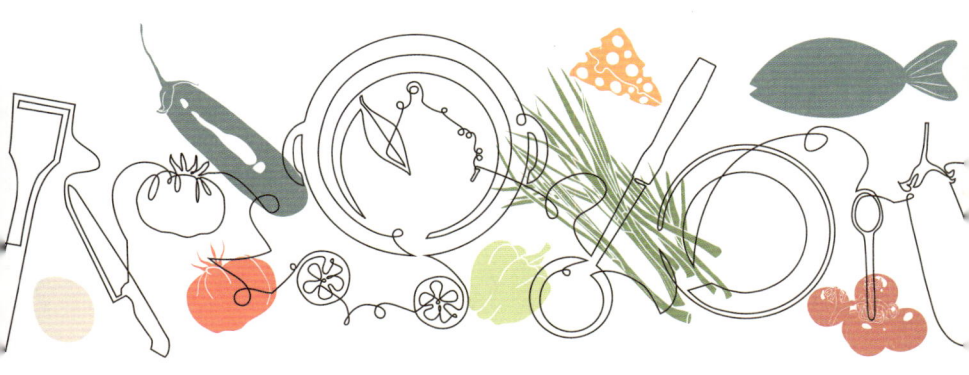

소금
섬유소
식물성 기름
당류
카페인
칼슘
트랜스지방산
매실청
물

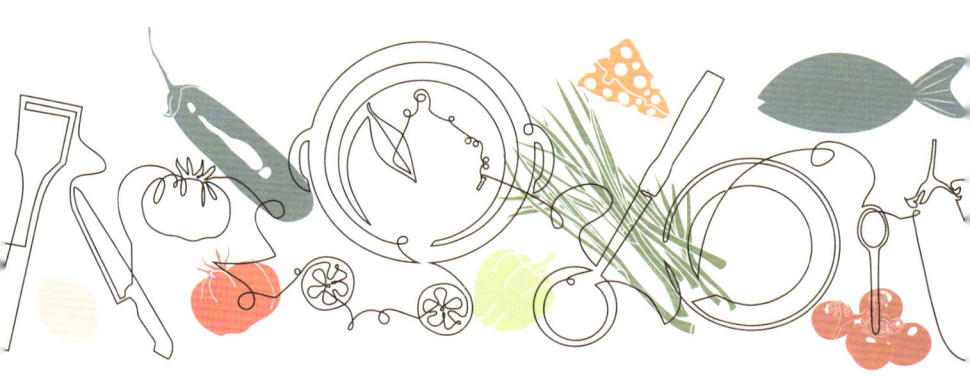

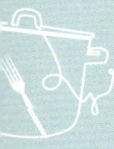

소금
섭취량 조절이 핵심

▽

이제 결혼한 지 한 달, 신혼을 즐기고 있는
A씨(32세)는 저녁 메뉴에 대한 고민에 빠졌다.
할 줄 아는 요리라고는 라면과 달걀프라이뿐이라 그동안
외식과 배달 음식으로 버텼는데, 최근 회사 건강검진에서
'고혈압 주의' 판정을 받은 남편의 건강에 마음이 걸려서다.
큰맘 먹고 생애 첫 된장국 끓이기에 도전한 A씨.
그런데 어느 정도 싱거워야 건강한 것인지
도통 감이 오질 않는다.

세상에 없어서는 안 될 중요한 존재를 비유할 때 사용되는 말이 바로 빛과 소금이다. 소금은 우리 몸의 생리활동에 꼭 필요하지만, 지나치면 좋지 않다.

흔히 음식 간이 맞지 않으면 맛이 없다는 반응을 바로 들을 정도로 소금은 가장 중요한 식재료 중 하나다. 생산 방법에 따라 암염, 천일염, 정제염 등으로 나눌 수 있으며, 건강과 관련해서는 천일염과 정제염으로 구분할 수 있다.

다 같은 소금이 아니다

천일염은 바닷물을 염전으로 끌어와 바람과 햇빛으로 수분을 증발시켜 자연적으로 얻을 수 있는 소금이다. 염도는 88% 정도이며 칼슘, 마그네슘, 아연, 칼륨, 철 등 우리 몸에 필요한 미네랄과 수분을 많이 갖고 있다. 주로 김치를 담그거나 간장, 된장 등을 만들 때 쓰인다.

반면 정제염은 바닷물을 이온교환식으로 증발관에 넣어 건조시켜 얻은 소금이다. 순수 염화나트륨만 99%가 있는 결정체로, 대량 생산이 가능해 가공식품 전반에 사용되고 있다. 이러한 정제염에 MSG를 첨가해 감칠맛이 나게 만든 소금이 바로 맛소금이다. 따라서 되도록 우리 몸에 필요한 미네랄까지 챙길 수 있는 천일염을 선택하는 것이 좋다.

소금은 40%의 나트륨과 60%의 염소로 구성되어 있는데, 나트륨 성분의 생리적 작용 때문에 소금 섭취에 대한 문제가 제기되고 있다. 나트륨은 우리 몸에서 체내 삼투압을 조절하고 신경 자극을 전달하며, 근육의 수축과 신체의 평형을 유지할 수 있도록 조절하는 기능을 한다. 따라서 반드시 섭취해야 하는 영양소다. 하지만 과다 섭취하면 우리 몸에서는 나트륨을 배설시키기 위해 나트륨 배설 호르몬을 분비하게 되고, 이 호르몬이 혈관을 수축시켜 혈압이 상승한다.

따라서 지속적인 나트륨 과다 섭취는 고혈압을 유발하고 심혈관 질환과 암 등의 발병 가능성을 증가시킬 수 있다. 2019년 국민영양통계에 따르면 우리나라 국민의 1일 평균 나트륨 섭취량은 3,289mg으로, 세계보건기구의 1일 권장량인 2,000mg의 1.6배 이상을 섭취하고 있다.

| 우리 몸에 꼭 필요하지만
| 과하면 문제

나트륨 과다 섭취는 고혈압, 심뇌혈관 질환, 만성 콩팥병 등과 밀접한 관련이 있다. "정상 혈압이어도 나트륨 섭취를 줄일 필요가 있나요?"라는 질문을 종종 받는다. 혈압이 낮을수록 심장순환계 질환의 발생 위험이 낮아지고 나트륨 섭취 증가에 따르는 유익은 없으므로, 정상 혈압 범위에 속하더라도 지금보다 조금 더 싱겁게 먹는 것이 권장된다.

사람이 느낄 수 있는 맛은 단맛, 짠맛, 신맛, 쓴맛, 감칠맛으로 알려져 있으며, 이 중 맛의 기본은 짠맛이다. 우리나라는 짠맛에 대한 선호도가 높아 소금 섭취량이 많은 국가에 속한다. 음식군별 소금 섭취율을 보면 김치류 약 30%, 국이나 찌개류 18%, 어패류 13%, 면류나 라면이 약 9%인 것으로 나타났다. 김치와 국, 찌개를 통해 전체 섭취율의 절반에 가까운 소금을 섭취하고 있는 셈이다.

또 전통적으로 소금을 많이 사용하는 음식을 즐겨왔는데, 대표적인 식품으로 장류(된장, 고추장, 간장), 김치, 젓갈, 장아찌 등이 있다. 여기에 최근 들어 가공식품에 정제염이 사용되면서 햄, 소시지, 치즈, 피자, 마요네즈, 토마토케첩, 통조림, 수프 등에도 나트륨이 다량 함유되어 있다.

따라서 소금 섭취를 줄이는 가장 효과적인 방법은 김치와 국, 찌개의 섭취량을 반으로 줄이는 것이다. 국물을 남기거나 국 그릇의 크기를 작은 것으로 바꾸도록 한다. 또 김치는 가급적 작게 썰어서 먹고, 간장이나 고추장, 된장 등을 이용한 반찬보다는 겨자, 마늘, 양파 등으로 소스를 만들어 찍어 먹는 방법이 권장된다. MSG 역시 나트륨 성분을 가지고 있기 때문에 섭취량을 줄이는 것이 필요하다.

그러나 소금을 줄이면 맛이 없어 식욕을 저하시킨다. 음식을 싱겁지만 맛있게 먹으려면 신선한 재료를 사용해 식품이 가지고 있는 고유의 맛과 향을 살리고, 다양한 조리법을 활용해야 한다. 이때 음식의 맛과 모양, 색깔을 잘 구성하면 식욕을 잃지 않고 저염식에 잘 적응할 수 있다.

소금을 지혜롭고
건강하게 먹는 방법

소금 대신 후추, 마늘, 생강, 고추, 와사비 등으로 맛을 내보자. 요리할 때 처음부터 소금이나 간장을 듬뿍 넣지 말고, 먹기 직전에 간을 하는 것도 좋다. 된장, 고추장, 간장 등의 장류보다는 후추, 식초, 겨자 등의 양념류를 사용하면 나트륨 섭취를 줄일 수 있다. 참기름, 들기름, 들깨가루 등의 고소한 맛은 간을 많이 하지 않아도 맛있게 먹을 수 있게 도와준다.

장을 볼 때는 자반 생선 대신 생물 생선을 구입하며, 생선 조림보다는 구이를 해서 와사비 양념장에 살짝 찍어 먹는다. 국물을 만들 때 천연재료인 다시마, 조개, 마른 새우, 버섯류 등을 사용하면 시원하면서도 감칠맛을 느낄 수 있다. 그러나 국물 음식은 나트륨을 많이 섭취하게 되므로 건더기 위주로 먹는 것이 좋다.

짠맛은 높은 온도에서 맛이 약하게 느껴지고 온도가 낮아지면 강하게 느껴진다. 따라서 국의 간은 조금 식은 후에 맞추는 것이 바람직하다.

또 채소류를 쌈채소 또는 샐러드와 같이 생으로 자주 먹으면 소금 섭취를 조금이라도 줄일 수 있다. 나트륨의 배설을 촉진시키는 무기질은 칼륨이므로 채소류와 과일, 감자처럼 칼륨이 풍부한 음식을 자주 먹는 것도 도움이 된다. 그러나 만성 콩팥병이 있어 칼륨 조절이 필요한 경우에는 칼륨이 많이 함유된 음식 섭취에 주의가 필요하다.

짠맛은 누구라도 거부하기가 힘들다. 하지만 한 가지 맛에만 몰두하기보다는 다양한 식재료가 품고 있는 수많은 맛의 세계로 여행을 떠나보는 건 어떨까?

● 소금은 미네랄이 풍부한 천일염을 선택하는 것이 좋다.
● 국의 간은 조금 식은 후에 맞추는 것이 바람직하다.

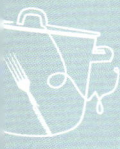

섬유소
부족해도, 과해도 문제

▽

"이거 한번 먹어봐. 변비에 좋대."
L씨(30세)의 친구가 최근 SNS에서 효과가 좋다고 소문난 제품이라며 내밀었다. 제품을 검색해보니 식이섬유(섬유소)를 간편하게 섭취할 수 있다는 설명과 함께 수많은 후기가 남겨져 있었다. L씨의 머릿속에 식이섬유는 늘씬한 여자 연예인이 나와 광고하는 음료밖에 없었던 터라 이것을 이렇게 영양제처럼 매일 챙겨 먹어야 하는지 궁금해졌다.

예전에는 잡곡밥과 나물 위주의 식사 문화로 인해 자연스럽게 섬유소를 많이 섭취할 수 있었다. 그러나 최근 가공식품의 발달과 더불어 빵이나 육식, 달고 기름진 음식 위주의 서구식 식사 형태로 바뀌면서 섬유소 섭취가 줄어들었고, 이로 인해 대장암 발병률이 증가하고 영양 불균형도 심한 상태에 이르렀다.

섬유소는 참 많은 일을 한다

섬유소는 사람의 소화효소에 의해서는 전혀 소화되지 않는 식물 성분으로, 물에 용해되는지에 따라 수용성 섬유소와 불용성 섬유소로 나뉜다. 수용성 섬유소는 주로 음식물의 위장 통과 시간과 소장에서 당 흡수 속도를 지연시키며, 간에서 콜레스테롤 합성을 감소시키는 기능을 한다. 불용성 섬유소는 장내에서 변의 부피를 증가시켜 대장의 연동운동을 자극해 배변을 정상화시켜주고, 장 통과 속도를 빠르게 해 유해한 성분들이 우리 몸속에 머무는 시간을 줄여준다.

섬유소의 가장 중요한 기능은 위에 적절한 포만감을 주어 식사량을 조절시킴으로써 비만을 효과적으로 예방해주는 것이다. 또 우리 몸은 섬유소를 통해 소화 후 음식 노폐물 배설을 조절한다. 따라서 섬유소가 부족하면 당연히 건강에 좋지 않은 영향을 미칠 수 있다.

권장량 넘기면 오히려 독

그럼 하루에 섬유소를 얼마나 섭취하는 것이 좋을까? 미국 국립암협회와 우리나라 영양학회에서 제시하는 1일 식이섬유 섭취 권장량은 20-30g이며, 과잉 섭취로 인한 부작용을 고려해 하루 35g을 초과하지 않도록 권유하고 있다. 섬유소를 과도하게 섭취하면 무기질의 체내 흡수를 방해해 영양소 결핍을 초래할 수 있기 때문이다.

특히 가장 조심해야 하는 것은 암에 섬유소가 좋다고 해서 위암이나 대장암 수술 후 섬유소가 풍부한 음식을 과량 섭취해 수술 부위에 폐색을 일으키는 경우다. 또 섬유소 섭취는 많이 하면서 수분을 적게 섭취하면 오히려 배변 장애를 일으킬 수 있어 주의가 필요하다.

과민성 대장질환이나 위염, 장염이 있는 사람도 과량의 섬유소 섭취를 피해야 할 때가 있으므로 전문가의 조언을 얻는 것이 좋다.

최근 다이어트나 변비에 효과가 있다고 해서 섬유소가 포함된 음료가 시판되고 있다. 물론 어느 정도 도움은 되겠지만, 자칫하면 섬유소의 과잉 섭취로 이어질 수 있다. 또한 섬유소를 섭취할 때 다양한 영양소와 함께 섭취하는 것이 더 유익하므로, 한 종류로 제조된 섬유소 제품보다는 다양한 식품을 통해 섬유소를 섭취하는 것이 바람직하다.

섬유소는 대체로 식물성 식품에 풍부하다. 도정하지 않은 현미나 잡곡, 과일류, 콩류, 채소류, 고구마, 감자, 버섯류, 그리고 해조류 등에 많이 들어 있다. 식생활에서 섬유소를 바르게 챙겨 먹기 위해서는 매끼 밥을 잡곡밥으로 바꾸는 것을 권한다. 이렇게 섭취할 경우 권장량의 1/3 이상을 먹을 수 있다. 생채소는 1일 300-400g 정도를 섭취해야 하는데 양이 많아 매일 먹기에 부담스러울 수 있으므로 일부는 삶거나 데쳐서 부피를 줄여 먹는 것이 좋다. 과일류를 깨끗이 씻어 껍질째 그대로 먹거나 미역, 다시마 등의 섭취를 늘리고 청국장과 비지 같은 콩 음식을 먹는 것도 섬유소를 섭취하는 좋은 방법이다.
오늘 하루 밥상에 섬유소가 풍부한 식단을 구성해보자. 변비도 해결하고, 튼튼해지는 몸은 기분 좋은 보너스다!

- 섬유소는 과잉 섭취하면 문제가 생길 수 있어 주의가 필요하다.
- 여러 식품을 통해 다른 영양소와 함께 섭취하는 것이 좋다.
- 잡곡밥과 채소류, 콩, 해조류, 과일류를 골고루 먹으면 하루 권장량을 채울 수 있다.

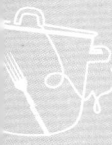

식물성 기름
무조건 올리브유를 고집할 필요는 없다-

▽

초보 주부 K씨(33세)는
마트 장바구니를 든 지 5분 만에
장벽을 만나버렸다.
올리브유, 카놀라유, 포도씨유, 식용유, 참기름, 들기름….
대체 이 중에 어떤 것이 좋은 기름일까?
K씨는 이 기름, 저 기름을 들었다 놨다 하며
한참 동안 그 앞을 떠나지 못했다.

건강에 대한 관심이 많아진 요즘, 가족을 위해 어떤 식물성 기름을 선택하는 것이 좋을지 고민하게 된다.
상온에서 액상 형태인 식물성 기름은 대부분 불포화지방산에 속하며, 우리 몸에 필수지방산을 공급하고 지용성 비타민의 흡수를 도와주는 역할을 한다. 또 혈중 콜레스테롤 수치를 개선하고 심장병을 예방하는 효과도 갖고 있다.

영양이 풍부한
식물성 기름

우리가 많이 사용하는 기름은 주로 콩기름이나 옥수수기름이다. 이런 기름들도 역시 불포화지방산이 풍부하며, 산업화된 가장 경제적인 기름임에는 틀림없다. 하지만 최근 원료로 쓰이는 대두와 옥수수가 유전자 조작 식품으로 거론되면서 사용 여부 등에 관한 안전성 논란이 있다. 기름을 추출하는 방법에 있어서도 유기 용매를 사용한 정제유기 때문에 다른 영양 성분은 전혀 없이 순수 지방 성분만 있다는 점이 문제로 지적되기도 한다.
동양권에서는 주로 참깨나 들깨에서 추출한 참기름이나 들기름을 사용하는데, 불포화지방산뿐 아니라 산화를 방지하는 비타민E를 비롯해 여러 영양 성분이 풍부하다.
특히 들기름에는 몸에 이로운 HDL-콜레스테롤을 증가시키는 역할을 하는 다가 불포화지방산이 가장 많이 함유되어 있다.

건강한 식물성 기름의 대표, 올리브유와 카놀라유

연구에 의하면 올리브유를 많이 먹을수록 혈당, 혈중 콜레스테롤, 수축기 혈압이 낮아지는 것으로 나타났다. 그러나 이렇게 건강에 도움이 되는 일가 불포화지방산이 카놀라유, 참기름, 견과류 등에도 포함되어 있으므로 값비싼 올리브유만을 고집할 필요는 없다.

카놀라유는 담백한 풍미 때문에 샐러드와 드레싱용으로 많이 쓰이며, 노화 방지에 좋은 토코페롤 성분이 들어 있다. 또 혈중 콜레스테롤 수치를 높이는 포화지방산 함량은 모든 식용유 중 가장 낮으며, 콜레스테롤 수치를 낮추는 단일 불포화지방산인 올레산의 함량은 60%로 올리브유 다음으로 높다.

올리브유와 카놀라유의 이러한 장점은 포화지방산 즉 고기에 들어 있는 기름이나 가공식품에 많이 들어 있는 트랜스지방산을 대체하는 효과가 있는 것이지, 기존 식용유를 대체하는 효과가 있는 것은 아니다. 쉽게 말해 마요네즈 대신 올리브유로 만든 샐러드 드레싱이, 버터 대신 올리브유가 권장되는 것이다. 결론적으로 기존의 식용유와는 요리에 사용되는 특성이 다르므로 때마다 적합한 기름을 선택하는 것이 좋다.

일반적으로 기름을 가열했을 때 기름 표면에 엷은 푸른 연기가 발생하는 온도를 발연점이라고 한다. 엑스트라 버진 올리브유라는 갓 짜낸 올리브유는 다른 기름에 비해 발연점이 낮다. 그래서 샐러드 드레싱이나 빵을 찍어 먹는 등 열을 많이 가하지 않는 요리에 사용하는 것이 적절하다. 상대적으로 발연점이 높은 포도씨유나 카놀라유, 일반 식용유 등은 볶음이나 튀김과 같이 높은 온도에서 조리하는 음식에 활용하는 것이 좋다.

식물성 기름이 건강에 유리한 점은 불포화지방산을 많이 함유하고 있다는 것이다. 그러나 불포화도가 높으면 산소에 의해 산패될 위험성이 높다. 이렇게 산패된 기름은 체내에서 세포에 독성을 주며, 이로 인해 암을 유발하거나 혈관의 노화를 촉진한다는 연구 결과가 있다. 외식 업체에서는 이렇게 산패된 기름을 지속적으로 사용하기 때문에 그 위험도가 더 높다. 따라서 "올리브유를 사용했다"보다는 얼마나 신선한 기름으로 자주 교체해 사용했느냐가 중요하다.

이뿐만 아니라 식물성 기름 중 팜유와 코코넛유에는 포화지방산이 많이 함유되어 있는데, 코코넛유는 흔히 먹는 커피의 프림에, 팜유는 라면에 주로 들어 있다. 따라서 이들 식품을 섭취할 때 주의가 필요하다.

- 식물성 기름도 많이 섭취하면 비만을 초래할 수 있다.
- 식물성 기름은 신선한 기름으로 자주 교체해 사용하는 것이 중요하다.

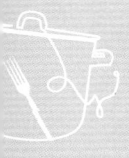# 당류
스트레스 푸는 당 충전, 그 결과는?

▽

"크림 많이 올려주세요."
Y씨(30세)가 커피전문점에서
자신의 '최애' 메뉴인 프라푸치노를 시킬 때
늘 잊지 않는 주문이다.
크림을 입에 넣으면 방금 전화로 싸운
남자친구도 이 순간만큼은 싹 잊어버릴 정도다.
그런 Y씨를 보며 친구가 한마디 던진다.
"너, 그거 다 살 된다."

언제부터인가 식사 후 가볍게 커피 한 잔을 마시는 습관을 가진 사람들이 많아졌다. 현대인들은 아메리카노 외에도 믹스커피나 시럽을 넣은 커피, 스무디, 과일주스 등 여러 급원을 통해 당류를 섭취하고 있다.

당류는 탄수화물의 공급원으로 우리 몸에 반드시 필요한 영양소지만, 첨가당의 과도한 섭취는 비만, 심혈관 질환, 대사증후군, 충치 등 여러 질환을 유발할 수 있다. 특히 소모하는 에너지보다 더 많은 칼로리를 섭취하면 남은 칼로리들이 체내에 지방으로 축적되어 비만을 일으킨다. 당류가 많이 함유된 음식은 농축되어 있어 적은 양으로도 많은 칼로리를 내고 맛이 좋아 과식하기 쉬우므로, 달콤한 음식을 좋아하는 사람들일수록 비만 위험도가 높다.

천연당보다
첨가당 주의

식품의약품안전처에서 권장하는 당류 섭취 기준은 1일 열량의 10-20%이고, 그중 첨가당은 10% 이내의 섭취를 권장한다. 따라서 당류의 1일 섭취 권장량은 50-100g이며, 특히 가공식품을 통한 당류 섭취는 1일 50g을 넘지 않도록 해야 한다. 그러므로 우유나 과일 등에 함유된 당이 아닌 가공, 조리 시 첨가되는 당과 시럽 등의 섭취에 주의하는 것이 중요하다. 최근 4년간 우리나라 국민의 1인 1일 평균 당류 섭취량은

61.4g으로, 당류의 주요 급원 식품은 1위가 천연당을 함유한 과일, 2위가 첨가당이 들어 있는 음료수였다. 특히 음료수 중에서는 6세부터 20세까지는 탄산음료, 30세 이상에서는 커피가 당류 섭취량에 가장 큰 기여를 하고 있는 것으로 조사되었다. 또 청소년과 젊은 연령층에서는 가공식품을 통한 당류의 섭취가 총 당류 섭취량의 67%를 넘어, 설탕과 액상과당 등을 첨가해 단맛을 낸 가공식품의 섭취에 주의가 필요하다.

요즘은 매운맛도 적당히 매운 것이 아닌 강한 매운맛을 선호한다. 매운 음식에 설탕을 넣으면 매운맛이 조금 완화되고 감칠맛이 더해진다. 짠맛도 그냥 짜기만 하면 맛이 없고, 단맛과 조화가 이루어져야 비로소 제대로 된 맛이 느껴지는 것을 알 수 있다. 그래서 외식 때 먹는 음식은 대부분 달고 짜며, 매운맛이 강하다. 또 음식을 먹다 보면 양념이 점점 더 강해지므로 최대한 양념을 적게 하고 식재료 자체의 고유한 맛을 느끼면서 먹으려는 노력이 필요하다. 음식 조리 시에도 설탕보다는 양파, 파, 과일 등 자연식품을 이용해 조리한다.

그리고 첨가당이 함유된 음료수의 섭취를 줄이고 가급적 과일이나 우유와 같은 천연당을 섭취한다. 첨가당을 넣은 가공식품을 섭취할 경우에는 영양표시를 확인해 당이 적게 함유된 식품을 선택하며, 여러 사이즈가 있다면 크기가 작은 것을 고른다.

갈증이 날 때는 당이 함유된 음료보다는 물을 마시고, 커피는 설탕을 넣지 않고 마시는 등의 작은 실천이 무엇보다 중요하다.

당류 1일 섭취 권장량(50g)이 들어 있는 식품의 양

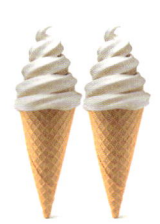

아이스크림
2개

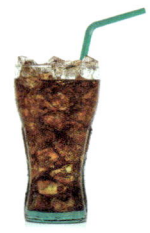

탄산음료
1잔

카스테라
3조각

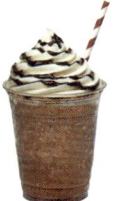

프라푸치노
1잔

출처 : 식품의약품안전처

● 가공식품이나 음료수에 포함된 첨가당을 주의해야 한다.
● 가공식품은 당 함유량이 적은 것을 선택한다.

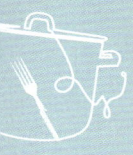

카페인
아메리카노 2잔이면 하루 권장량 빨간불

▽

S씨(33세)는 아침 공복에
라떼 한 잔을 마시는 것으로 하루를 시작한다.
회사에 출근해 일을 하다 보면
믹스커피 서너 잔은 기본으로 마신다.
가끔 저녁 약속이 잡히면 식사 후에 커피 한 잔을
더 마시기도 한다. 그러다 최근 위통이 자주 느껴져
병원을 찾았더니, 의사에게 당분간 커피를 끊는 것이 좋겠다는
조언을 받았다.

카페인은 커피나무, 찻잎, 코코아 콩, 콜라나무 열매, 과라나 등에 함유된 성분이며, 식품 원료로 많이 사용한다. 또 어린이와 청소년이 즐겨 먹는 콜라, 초콜릿, 에너지음료 등에도 광범위하게 함유되어 있다.

카페인의 효능, 각성 작용과 강심 작용

카페인의 효능으로는 각성 작용, 강심 작용 등이 있다. 이러한 작용은 동전의 양면처럼 긍정적인 면도 있지만 부정적인 면도 가지고 있다.

적당량의 카페인 섭취는 신경전달물질의 분비를 자극해 피로 회복에 도움을 주고, 이뇨 작용을 통해 체내 노폐물을 제거한다. 하지만 과다 섭취하면 불면증, 신경과민, 메스꺼움, 위산 과다 등과 같은 부작용이 발생할 수 있다.

어린이나 청소년은 부작용 정도가 성인보다 심하게 나타날 수 있어 학업에도 부정적인 영향을 끼칠 수 있다. 특히 잠을 쫓기 위한 목적으로 에너지음료 등을 섞어 마시거나 과량 섭취하는 것은 바람직하지 않다.

카페인에 대한 민감도는 개인에 따라 다르므로 본인 스스로 섭취량을 조절할 필요가 있다. 그렇다면 카페인의 1일 섭취 권장량은 얼마나 될까? 성인의 경우 400mg, 임신부는 300mg, 어린이는 체중 1kg당 2.5mg 이하다. 고카페인 식품 즉 카페인 함량이 1ml당 0.15mg 이상 함유된 액상음료(차, 커피 제외)에는 '고카페인 함유' 표시를 해야 하며, 어린이나 임신부 등 카페인에 민감한 사람은 섭취를 자제하도록 하는 주의 문구가 제품에 표시되어 있으므로 이를 확인하는 것이 중요하다.

커피전문점의 아메리카노 1잔(약 300ml)에는 카페인이 약 100-200mg 함유되어 있어 커피를 많이 마시는 사람이라면 카페인을 과도하게 섭취하지 않도록 주의한다.

| 디카페인 마시거나
| 대체 방법 찾아라

카페인 섭취량을 조절하기 위해서는 식품이나 의약품에 함유되어 있는 카페인 양을 확인 후 구매하는 것이 좋다. 1일 카페인 섭취 기준을 준수하기 위해 한 번에 먹는 커피 양을 조절하거나 디카페인 커피 또는 다른 음료를 마시는 것도 방법이 될 수 있다. 홍차나 녹차 티백은 낮은 온도에서 짧게 우려내면 카페인을 좀 더 적게 섭취할 수 있다. 몸이 피곤하거나 나른할 때 카페인 함유 음료 섭취 대신 산책을 하거나 긴장을 풀고 명상을 시도하는 것도 권장되는 방법이다.

최근 커피를 하루 1-2잔 섭취하면 당뇨병 발병 위험을 낮추고 일부 암을 예방하는 효과가 있는 것으로 밝혀졌다. 그러니 적절한 양의 카페인 섭취로 건강까지 챙기는 '슬기로운 커피 생활'을 즐겨보자!

카페인 함유량

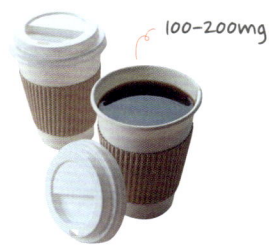
100-200mg
아메리카노 1잔(300ml)

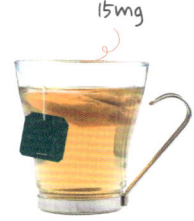
15mg
녹차 1잔(티백 1개)

- 적당한 카페인 섭취는 피로 회복에 도움이 되지만 과하게 섭취할 경우 다양한 부작용이 발생할 수 있다.
- 개인마다 카페인에 대한 민감도가 다르므로 본인의 민감도를 파악해 양을 조절한다.
- 식품이나 의약품에 표기된 카페인 양을 먹기 전에 미리 확인하면 카페인 섭취량 조절에 도움이 된다.

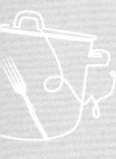

칼슘
식품으로 섭취해야 부작용 없이 효과 Up!

▽

최근 아기를 출산한 친구 집에 놀러간 G씨(32세).
친구가 식사 후 칼슘 보충제를
챙겨 먹는 모습을 보고 놀랐다.
산후 골밀도 검사에서 수치가 매우 낮게 나와
칼슘을 보충해야 한다는 친구의 말에
한창 자라나는 아이들과 청소년에게만
칼슘이 필요한 줄 알았던 G씨는
성인에게도 필요하다는 것을 알게 되었다.

칼슘은 우리나라 국민에게서 권장량 대비 섭취량이 부족한 것으로 조사되는 대표적인 영양소다. 2019년 국민영양통계에 의하면 한국인 영양 권장량 섭취 기준을 100으로 했을 때, 남자는 70%, 여자는 63% 정도가 권장량을 섭취하고 있었다. 소득 수준이 높아지면서 음식을 섭취하는 양은 많아졌지만 국민들의 칼슘 섭취는 그 기준을 충족하지 못하고 있는 실정이다.

칼슘은 뼈 건강에 중요한 영양소다. 충분한 칼슘 섭취는 골질량을 높게 유지시켜 골다공증을 예방해준다. 또 장내 칼슘은 유리지방산, 담즙산과 결합해 이들이 대장 점막을 자극하는 것을 막아줌으로써 대장암을 예방한다. 이 외에도 나쁜 콜레스테롤인 LDL-콜레스테롤 수치를 낮추는 효과가 있다.

가장 좋은 급원은
우유와 유제품

칼슘은 식품을 통한 섭취가 매우 효과적이다. 특히 가장 좋은 급원은 우유 및 유제품으로, 먹는 방법이 간편하면서도 한 번에 많은 양의 칼슘을 섭취할 수 있고 체내 흡수율이 높다. 그러므로 하루 1-2컵의 저지방 우유 섭취를 권장한다. 우유 섭취가 어려운 경우라면 요구르트나 떠먹는 요구르트, 치즈 등의 유제품을 선택하는 것도 좋다. 이 외에도 멸치, 뱅어포, 두부 등이 칼슘의 좋은 급원이다.

케일, 무청, 고춧잎 등에도 칼슘이 많이 들어 있지만, 채소류에 함유된 칼슘은 체내 흡수율이 낮다. 따라서 가급적 동물성 급원 식품을 통한 섭취가 권장된다.

보충제 섭취는
전문가 판단 통해 결정

우리나라는 건강보조식품에 대한 관심이 많아 전문가의 도움을 받지 않고 직접 보충제를 사서 먹는 경우를 흔히 볼 수 있다. 만약 권장량만큼의 충분한 칼슘 섭취를 못 하는 경우라면 보충제가 필요하다. 하지만 칼슘의 과다 섭취는 변비를 유발하고 신장결석의 위험을 높인다. 또 칼슘의 이용 효율을 저하시키고 철분과 아연 등 다른 미량 무기질의 흡수를 저해할 수 있다.

골밀도가 낮고 특정 질병으로 인해 체내 칼슘이 부족한 사람이라면 식품을 통한 칼슘 섭취가 필수적이지만 권장량을 충족하지 못하는 경우에는 칼슘 보충제가 필요하다. 이때 보충제 섭취 여부를 직접 판단하기보다는 전문가의 도움을 받아 적절한 양을 처방받는 것이 중요하다.

다 컸으니 우유가 필요 없다고 생각하지 말자. 매일 즐겨 먹는 음료수와 커피처럼 건강을 위해 이제 우유도 하루 한 번, 한 컵이라도 꼭 챙겨 먹어보자.

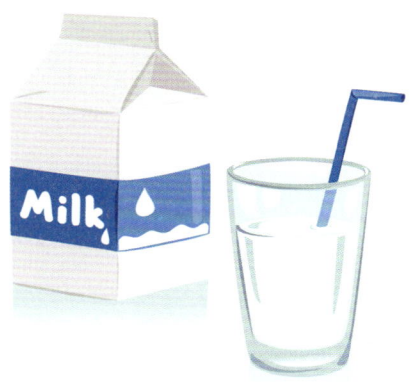

하루 1-2컵 저지방 우유로
칼슘 섭취 Ok!

- 채소류에 포함된 칼슘은 흡수율이 낮으므로 가급적 동물성 급원을 통해 섭취한다.
- 권장량만큼의 충분한 칼슘 섭취를 못 하는 경우라면 보충제가 필요하다.
- 과량의 칼슘 섭취는 문제를 일으킬 수 있으므로 칼슘 보충제 복용 여부는 전문가와 상의한다.

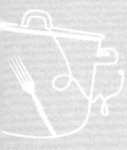

트랜스지방산
문제 많은 식물성 지방의 변신

▽

여름 휴가를 앞두고
다이어트에 돌입한 L씨(30세).
다이어트 식단을 짜던 중
식품의 칼로리를 확인하기 위해
영양표시를 살펴보는데,
'지방'이 트랜스지방산과 포화지방산으로
항목이 나뉘어져 있는 것을 발견했다.
"이 둘은 무슨 차이지?"

우리가 섭취하는 지방은 원료식품에 따라 동물성과 식물성으로 구분할 수 있다. 식물성 지방의 대부분은 실온에서 액체 상태이며, 불포화지방산이 다량 함유되어 있고, 동물성 지방에 비해 몸에 더 좋은 것으로 알려져 있다. 그래서 한때는 식물성 지방으로 만든 마가린을 버터 대신 섭취하도록 권장하기도 했다. 이렇게 액체 상태인 식물성 지방에 수소를 첨가해 고체 상태로 만들 때 생겨나는 지방이 트랜스지방산이며, 마가린이나 쇼트닝 같은 경화유가 대표적이다.

식물성 경화유는 값이 저렴할 뿐만 아니라 음식을 바삭바삭하게 하고 고소한 맛을 내기 때문에 과자, 빵, 튀김 등의 제조 과정에 많이 사용되었다. 그러나 1990년대 이후 여러 연구를 통해 식물성 경화유에 함유된 트랜스지방산이 심혈관계 질환에 포화지방산보다 더 나쁜 영향을 미친다는 것이 알려지면서 트랜스지방산의 섭취를 주의하기 시작했다.

심혈관계 질환을 초래하는 나쁜 지방

포화지방산과 트랜스지방산이 건강에 좋지 않은 이유는 나쁜 콜레스테롤이라고 불리는 LDL-콜레스테롤 수치를 높이기 때문이다. LDL-콜레스테롤이 혈관에 축적되면 우리 몸에 필요한 산소와 영양분을 운반하는 혈액의 흐름을 방해하게 되고, 그 결과 심혈관계 질환의 발생 위험이 높아진다. 트랜스

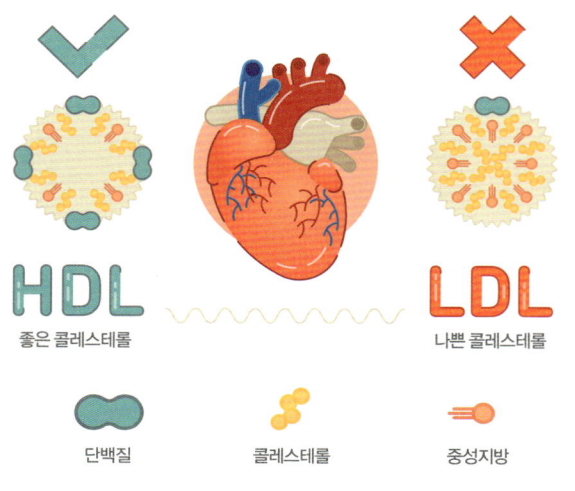

지방산은 LDL-콜레스테롤을 청소하는 역할을 하는 HDL-콜레스테롤(좋은 콜레스테롤) 수치를 낮춰 심혈관계 질환 발생 가능성을 더욱 높인다.

포화지방산은 동물성 식품에, 트랜스지방산은 가공식품에 많이 함유되어 있다. 요즘은 제품에 표기되어 있는 영양성분표에 포화지방산과 트랜스지방산에 대한 정보가 필수로 제공되므로, 영양표시 정보를 확인하고 식품을 선택하면 해로운 지방 섭취를 줄일 수 있다.

세계보건기구에서는 트랜스지방산을 전체 에너지 섭취량의 1% 미만(하루 2,000kcal를 섭취하는 경우 트랜스지방산은 약 2.2g 미만)으로 섭취하도록 권고하고 있다.

마가린 사용과 튀김 섭취에 주의

트랜스지방산 섭취를 줄이기 위해서는 간식을 가급적 가공식품보다는 자연식품으로 선택한다. 또한 조리 시 마가린 사용에 주의하고 튀긴 음식의 양을 조절해서 먹는다. 특히 튀김을 할 때 기름을 가열하면 가열 온도와 시간이 늘어남에 따라 트랜스지방산의 함량이 증가한다는 것을 기억해야 한다. 보다 현명한 섭취를 위해서는 영양성분 표시에서 지방 함량을 확인해 트랜스지방산이 없고 포화지방산 함량이 적은 것을 선택한다.

식품 영양표시 속 포화지방산과 트랜스지방산을 확인하는 데는 단 10초도 걸리지 않는다. 건강을 위해 조금만 더 관심을 갖고 꼼꼼하게 체크하자!

- 포화지방산과 트랜스지방산은 LDL-콜레스테롤 수치를 높여 심혈관계 질환 발생 위험을 높인다.
- 마가린과 가공식품 섭취에 주의하고 영양성분 표시를 확인해 지방 함량이 적은 것을 선택한다.
- 튀김 요리를 할 때 기름의 가열 온도와 시간이 늘어날수록 트랜스지방산 함량이 높아지므로 주의한다.

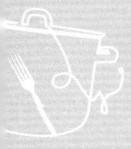

매실청
고상한 이름 뒤에 숨겨진 비밀

▽

"내가 주말에 직접 만들었어.
몸에 좋다는 매실효소야."
A씨(34세)는 직장 동료가 건넨 쇼핑백을
열어보고 물었다.
"이거 매실청 아니에요?"
그녀는 A씨가 몰라도 한참 모른다며,
요즘은 매실효소라고 부른다고 했다.

요즘 매스컴을 보면 '○○효소'라고 불리는 각종 효소가 셀 수 없이 많다. 그런데 이렇게 효소라고 불리는 식품들을 살펴보면 대부분이 '당장액(설탕물)'이다.

매실청은 만병통치약이 아니다

효소란 몸속에서 음식물이 분해되고 소화가 될 수 있게 하거나 대사가 원활해지도록 도와주는 단백질이다.
예전에 매실엑기스(엑기스라는 말은 영어 'extract(추출물)'의 일본식 발음이다)라고 부르던 것을 지금은 매실효소라고 부른다. 이 외에도 '진액', '청'이란 말을 사용하기도 한다. 다시 말하면 액체 상태의 추출물을 용기에 넣어 두고 숙성 과정을 거친 액을 대중매체에서 효소로 소개하면서 많은 사람들이 이러한 식품을 효소라고 칭하고 있는 것이다. 이런 효소는 대개 원재료와 설탕을 1:1 또는 0.8-9:1의 비율로 섞어서 만든다. 이것을 3-6개월간 숙성시키는 과정에서 약간의 발효가 일어나기는 하지만, 김치나 된장만큼의 발효는 아니다.
발효란 미생물에 의해 유기물이 분해되는 과정을 말하는데, 이때 특정 유기물이 분해되기 위해서는 특정 효소가 필요하다. 발효의 대표적인 예로는 요구르트를 들 수 있다. 발효 요구르트는 우유에 유산균을 첨가해 유당분해효소인 락타아제를 생산하게 함으로써 유당을 포도당과 갈락토오즈로 분해한 것이다. 유당분해효소가 부족해 우유를 먹으면 설사를 하는 사람이 요구르트를 먹었을 때 문제가 없는 것은 이런 이유 때문이다.

결국 매스컴에서 말하는 효소액은 음식을 상하지 않게 하려고 소금에 절이는 것과 같은 방법으로 설탕에 절여 미생물의 생육을 억제시킨 것이며, 설탕물에 불과하다. 따라서 발효와 같은 유기적인 변화가 일어나지 않는다.

매실청은 설탕물에 불과하다

문제는 이러한 매실청이 '매실효소'라는 이름을 통해 만병통치약으로 둔갑하고 있다는 것이다. 다이어트에 좋고 독소를 배출해주며 암을 치료했다고 소개되기도 한다. 하지만 식물 또는 과일을 설탕에 재서 담근 이러한 식품은 결국 주재료가 설탕이므로 혈당을 높일 수 있고, 체중 조절과 치아 건강에 악영향을 미칠 수 있다.

매실청은 고기를 잴 때 설탕 대신 넣거나 여름에는 시원한 주스로, 겨울에는 따뜻한 차로 만들어 먹고, 여름철 입맛이 없을 때는 장아찌로 무쳐 먹는 등 다양한 활용 방법이 있다. 그러나 이와 같이 요리 양념, 주스나 차 혹은 음식으로 만들어 맛있게 먹는 것 이상의 의미는 없으며, 따라서 건강에 도움을 주는 효용성을 기대하는 것은 금물이다.

매실청과 효소, 이제 분명하게 구분되었다면 만병통치약이라는 기대는 버리고 매실이 가진 맛과 향을 기분 좋게 즐기자. 즐거운 마음이 오히려 만병통치약에 가깝지 않을까?

- 매실청은 발효와 같은 유기적 변화가 일어나지 않으므로 사실상 설탕물에 가깝다.
- 고기를 잴 때 사용하거나 주스 또는 차로 만들어 먹는 것 이상의 효용성을 기대하기는 어렵다.
- 매실청의 주재료인 설탕은 혈당을 높이고 체중을 늘리며 치아 건강을 나쁘게 만들 수 있다.

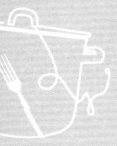
물
대체 불가능한 딱 한 가지

▽

P씨(31세)는 물을 많이 마셔야 좋다는 말에
물 마시기 애플리케이션을 스마트폰에 설치하고
목표를 하루 2L로 정했다.
처음에는 그럭저럭 잘되었지만
2L를 마시는 것이 생각보다 쉽지 않았고
화장실에 자주 가는 것도 불편하게 느껴졌다.
"이렇게 힘든데 정말 하루에
2L 마셔야 하는 거 맞나?"

수분이란 물뿐만 아니라 음식 등에 포함된 수분을 모두 의미한다. 우리 몸의 약 60%는 수분으로 이루어져 있으며, 수분은 영양소를 운반하고 노폐물을 배출시키며 체온을 조절하는 역할을 한다. 또 타액, 소화액 등의 성분으로 윤활 작용을 하며 인체를 충격으로부터 보호해준다. 따라서 생명을 유지하기 위해 반드시 필요하며, 부족할 경우 신진대사가 원활하지 못하고 체내 독소 배출이 되지 않아 피로감을 느끼게 된다.

| 하루 8잔의
물 섭취

세계보건기구에서 권장하는 하루 물 섭취량은 2L다. 그러나 2013-2017년 국민영양조사 자료에 따르면 한국인의 물 섭취량은 평균 0.7-1L 정도에 불과했다.
수분은 하루에 2.5L 이상 몸 밖으로 배출되므로 매일 이만큼의 수분을 보충해야 한다. 보통 음식물을 통해 0.7L 정도의 수분을 섭취하므로 하루 8잔(1.5-2L)의 물을 별도로 섭취할 것이 권장된다.
아침 공복에 물을 먹으면 위와 대장의 활동을 자극해 변비 해결에 도움이 된다. 체중 조절을 위해 식사량을 조절하는 경우, 식사 전에 물을 섭취하면 포만감을 느껴 과식을 예방하는 효과가 있다. 식사 30분 전에 물을 마시면 위액을 분비시켜 식욕을 돋우고 소화에 도움이 된다. 다만 소화력이 저하되어 있는 사람은 식사 전후에 수분을 섭취하는 것보다 식사와 식사 사이에 섭취하는 것이 좋다. 물은 땀으로 배출되는 수분을 보충해주므로 운동 중에 수시로 물을 마시는 것도 중요하다.

| 물이 아닌 음료 통한
| 수분 섭취는 주의

요즘은 물 외에 커피나 차, 탄산음료, 이온음료 등을 통해 수분을 섭취하는 것을 볼 수 있다. 하지만 커피와 녹차 등에 들어 있는 카페인은 신장을 자극해 흡수한 수분보다 더 많은 수분을 소변으로 배출시킨다. 또 술을 마시면 알코올 속의 이뇨

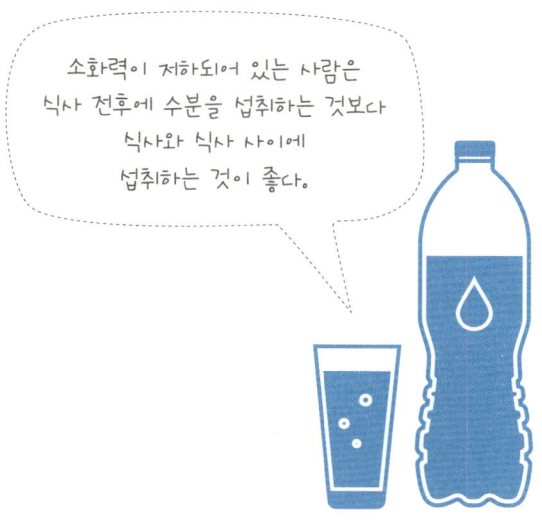

소화력이 저하되어 있는 사람은
식사 전후에 수분을 섭취하는 것보다
식사와 식사 사이에
섭취하는 것이 좋다.

성분 때문에 더 많은 수분이 소변으로 배출된다.

커피, 녹차, 술은 수분 섭취에 도움이 되지 않으며, 오히려 수분을 더 보충해야 하는 상황이 될 수 있다. 단맛이 많이 함유된 음료수도 혈액의 삼투압 농도를 높여 갈증을 유발하고, 과다한 열량 섭취로 인한 체중 증가를 일으킬 수 있다. 따라서 수분 필요량 충족을 위해서는 음료수보다는 순수한 물을 섭취하는 것이 권장된다.

물 마시는 것이 습관으로 자리 잡지 않은 사람들이 의외로 많다. 쉽지 않은 만큼 좋아하는 모양이나 본인 취향의 텀블러와 컵을 마련해 시작해보는 건 어떨까? 내 몸이 목마르지 않도록, 오늘부터 신경 써보자!

- 수분이 부족하면 신진대사와 체내 독소 배출이 원활하지 않아 피로감을 느끼게 된다.
- 우리 몸에 수분을 충분히 보충하기 위해서는 하루 1.5-2L의 물을 마실 것을 권장한다.
- 다양한 음료 속 성분들이 수분 배출과 당 섭취를 증가시키므로 수분 보충을 위해서는 순수한 물을 마시는 것이 좋다.

2부

알고 먹어야 유익하다

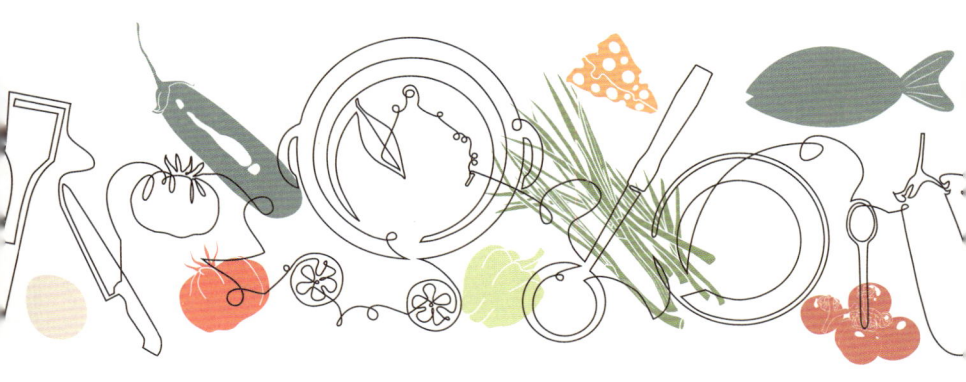

탄산수

여름철 보양식

가을철 별미

패스트푸드

컬러 푸드

똑똑한 외식

음식 궁합

편식

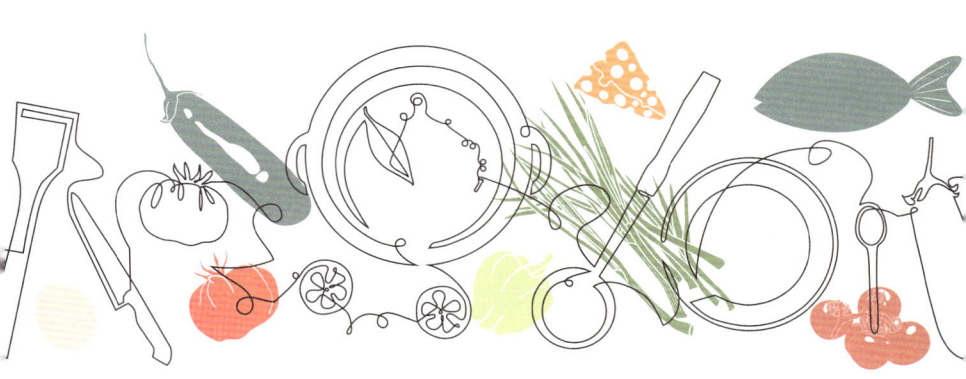

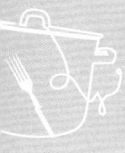

탄산수
다이어트에 좋다는 건 새빨간 거짓말

▽

N씨(30세)는 탄산수 마니아다.
좋아하는 탄산수는 박스로 주문해놓고 먹기도 하고,
종종 회사에 가져와 책상에 올려놓고
물처럼 마시기도 한다.
하지만 단것 좋아하는 직장 동료에게는
영 밍밍할 뿐이다.
"이걸 무슨 맛으로 먹는 거야?"
그러자 N씨의 답.
"몸에 좋잖아."

더운 여름에는 갈증을 해소할 시원한 음료를 찾게 된다. 최근에는 탄산수가 큰 인기를 끌며 다양한 제품이 판매되고 있다. 탄산수와 탄산음료의 차이는 무엇일까?
탄산수란 천연적으로 탄산가스를 함유하거나 탄산가스만 첨가된 물로, 다른 말로는 스파클링 워터라고도 한다. 반면 탄산음료는 탄산수에 식품(레몬즙, 설탕 등) 또는 식품첨가물을 인위적으로 첨가해 만든 음료다.
탄산수와 탄산음료의 가장 큰 차이는 탄산가스압(kg/cm^2)에 있다. 탄산가스압이 탄산수는 $1.0kg/cm^2$ 이상, 탄산음료는 $0.5kg/cm^2$ 이상이어야 한다. 이런 기준을 볼 때 탄산수가 탄산음료보다 톡 쏘는 맛이 더 크다고 할 수 있다. 그러므로 사람들이 탄산수를 찾는 이유는 아마도 탄산음료의 톡 쏘는 청량감을 느끼면서도 기존 탄산음료와 비교했을 때 열량, 당분, 색소, 첨가물 등이 없다는 점이 가장 클 것이다.

아직 과학적으로 입증된 효능은 없어

탄산수가 소화를 돕고 노폐물을 배출하며 다이어트에 도움이 된다고 알려져 있으나, 이러한 효능에 대해서는 아직 과학적으로 입증된 바가 없다.
오히려 탄산수는 약한 산성을 띠고 있어 치아가 부식될 수 있고, 위벽이 약하거나 위산 분비량이 많은 사람이 탄산수를 과도하게 섭취하면 역류성 식도질환이나 복부 불편감 등의 증상이 나타날 수 있다.

또 탄산수로 세수하면 피부 미용에 좋다고 많이 알려졌지만, 일시적으로 노폐물 제거가 될 수 있을지 몰라도 의학적 근거는 없다. 오히려 탄산수를 과도하게 사용하면 얼굴에 자극을 주고 더 붉어질 수 있다고 한다. 이처럼 탄산수의 효능과 부작용에 대한 내용은 아직 근거가 부족하기 때문에 식수 대용으로 과량 섭취하는 것은 피하는 것이 좋다.

다른 음료와 섞어 먹을 때 주의 필요

집에서 만든 과일 농축액에 탄산수를 섞어 마시는 이들이 적지 않다. 이때 과일 농축액의 양이 많아지면 단순당 섭취 증가로 인한 문제가 나타날 수 있다. 또 탄산수를 알코올 도수가 높은 술과 섞어 마실 경우, 알코올 흡수가 빨라져 간에 부담을 줄 수 있으므로 주의한다. 특히 일부 제품은 탄산수처럼 보이지만 당이 많이 함유된 탄산음료일 수도 있다는 점을 기억하고 제품의 식품표시나 영양표시를 확인하는 지혜가 필요하다.

"탄산수 = 건강"이라는 공식이 많은 이들의 머릿속에 있는 것 같다. 하지만 그보다 건강에 더 가까운 것은 바로 깨끗한 물 한 잔이다.

탄산가스압 차이(kg/cm^2)

1.0
탄산수
(kg/cm^2)

0.5
탄산음료
(kg/cm^2)

- 탄산수는 탄산음료에 비해 탄산가스압이 높고 열량, 당분, 색소, 첨가물이 없다.
- 탄산수의 효능에 대해서는 아직 과학적 근거가 부족하므로 맹신하지 않도록 한다.
- 과일 농축액과 섞을 때는 단순당 섭취가 높아지지 않도록 양을 조절하고, 술과 섞으면 간에 부담을 주므로 유의한다.

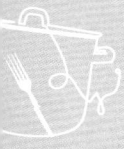

여름철 보양식
너무 잦은 보양식은 독이다

▽

*20대에는 복날에 치킨을 먹었던 K씨(34세).
30대가 되고부터는 이상하게 치킨보다
뜨끈하고 진한 삼계탕 국물이 끌린다.
복날에 퇴근하면서 포장한 삼계탕을
집에서 꺼내 국물을 한 입 마신 K씨가 말한다.
"역시 삼계탕을 먹으니 기운이 좀 나네."*

여름에 체력이 떨어진다고 느껴질 때 흔히 보양식을 찾게 된다. 예로부터 사람들이 즐겨 찾는 보양식으로는 삼계탕, 추어탕, 장어 등이 있다.

우리 민족은 주로 채식 위주의 식사를 했다. 하지만 여름에는 높은 기온으로 인해 체력과 에너지를 많이 소모하고 지치게 되자, 이를 보완하기 위한 목적으로 많은 양의 칼로리와 양질의 단백질을 보충하는 보양식을 찾았다. 또 경제적 여유가 많지 않은 상황에서 고기와 같은 단백질 급원을 자주 먹는 것이 어려웠던 시절이 있었다. 그러다 보니 평소에 채식 위주의 식사를 하다가 더운 여름철에 보양식을 한 번씩 섭취함으로써 여름을 잘 나기 위한 준비를 했던 것이다.

채식 위주의 식사를 보충하던 음식

보양식은 대부분 기름기가 많고 칼로리가 높다. 따라서 입맛을 돋우고 기력을 회복하는 데는 도움을 줄 수 있지만 너무 자주 섭취하면 오히려 역효과를 볼 수 있다.

특히 오늘날과 같은 영양 과잉 시대에는 이러한 고칼로리, 고지방 음식이 굳이 필요하지 않음을 알아야 한다. 하지만 사회생활을 하다 보면 이러한 보양식을 섭취할 수밖에 없을 때도 있고, 가끔 먹고 싶을 수 있다. 이럴 때 다음과 같은 요령으로 섭취할 수 있다.

먼저 1인분으로 나온 양을 다 섭취하기보다는 70% 정도의 양만 섭취한다. 대부분의 보양식은 단백질뿐 아니라 포화지방산과 콜레스테롤 성분이 많다. 따라서 비만이거나 고지혈증이 있는 경우에는 자주 먹지 않는 것이 좋다. 또 삼계탕은 닭 껍질 부위에 지방이 많으므로 껍질을 벗기고 조리하거나 가급적 껍질은 섭취하지 않는다.

보양식, 모두에게 보양은 아니다

추어탕은 국물 위주로 먹는 음식으로, 특히 미꾸라지를 갈아서 끓이기 때문에 국물을 먹지 않으면 아까운 느낌이 든다. 그러나 국물을 다 마실 경우 자칫 염분을 많이 섭취할 수 있다. 국물을 많이 먹지 않기 위해서는 미꾸라지를 갈지 말고 통추어탕을 끓여 건더기 위주로 먹는 것이 하나의 방법이다.

기력 회복을 위해 많이 찾는 장어는 손질한 뒤 구워 소스에 찍어 먹는 방법을 권장한다. 담백하게 구워 소스에 찍어 먹으면 양념구이로 먹을 때보다 염분을 적게 섭취할 수 있다.

비만, 고지혈증, 지방간 등의 질병을 가진 환자는 보양식을 먹을 때 동물성 지방을 많이 섭취하지 않도록 주의해야 한다. 또 의식에 이상이 있거나 복수가 차는 등의 심한 간경변이 있는 경우에는 고단백 식사가 간성혼수를 유발할 수 있어 주의가 필요하다. 만성 콩팥병으로 인해 요독증이 있는 사람도 과량의 단백질 섭취에 유의한다. 담석 또는 만성 췌장염이 있는 경우, 고지방 식사를 하면 통증을 유발할 수 있어 주의해야 한다. 이 외에 통풍이 있는 경우에도 고단백, 고지방 식사 섭취가 통증을 일으킬 수 있으므로 섭취량과 횟수를 조절한다.

보양식을 먹는다고 해서 더위로 약해진 체력이 금방 회복되지는 않는다. 그보다는 찬 음식과 에어컨을 피하고 적절한 영양 섭취와 알맞은 운동, 휴식을 챙기고 과로와 스트레스를 최소화하는 것이 더위를 이기는 최선의 방법일 수 있다.

- 여름철 보양식은 칼로리가 높고 단백질과 지방 함량이 많아 과잉 섭취하면 역효과가 날 수 있다.
- 다 먹기보다는 70% 정도만 먹거나 국물을 남겨 염분과 콜레스테롤 섭취를 줄이는 것이 좋다.
- 심한 간경변, 만성 콩팥병으로 인한 요독증, 담석 또는 만성 췌장염이 있을 경우 질환을 악화시킬 수 있으므로 보양식 섭취에 주의한다.

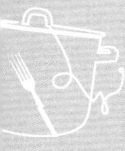
가을철 별미
가을 진미 대표 선수 – 전어, 새우, 아욱

▽

가을에 대하를 꼭 먹어야 한다는
엄마의 의견에 따라 G씨(32세)네 온 가족이
강화도까지 총출동했다.
전날 야근을 하느라 밤늦게 퇴근한 G씨는
이른 아침부터 서두른 탓에
왜 새우를 멀리까지 가서 먹느냐며 불평했지만,
막상 도착해서 맛본 대하구이는
그런 생각이 싹 사라질 정도로
맛이 좋았다.

가을은 수확의 계절로, 대부분의 식재료들이 영양소 함량이 풍부해지고 맛도 좋아진다. 여름 더위로 인해 식욕이 떨어져 영양 불균형 상태가 되었거나 체력이 고갈되어 지친 몸에 영양을 제대로 보충해주고, 제철이라 맛까지 더욱 있는 가을 별미 음식을 소개한다.

가을에 전어를 구우면 집 나간 며느리도 돌아온다는 말이 있을 만큼 가을 전어는 맛이 일품이다. 가을 전어 맛의 비밀은 풍부한 지방으로, 봄에 비해 가을에 지방 함량이 약 3배로 높아진다. 물론 전어의 지방은 혈관 건강에 이로운 불포화지방산이다. 또 전어의 뼈는 가늘기 때문에 씹어 먹을 수 있어 칼슘 급원으로도 권장된다.

> 가을에 맛 좋은
> 전어, 새우, 아욱

가을 새우는 노인의 굽은 허리도 펴게 한다는 말이 있듯이 맛이 뛰어나다. 몸집이 큰 새우인 '대하'는 먼저 구이가 떠오르는데, 프라이팬이나 석쇠에서 대하를 구울 때는 굵은 천일염을 깔아야 한다. 이렇게 하면 소금의 열기로 인해 대하의 속살까지 잘 익는다. 만약 소금을 깔지 않으면 대하의 껍질만 타고 속은 잘 익지 않을 수 있다.

가을 아욱국은 마누라를 내쫓고 먹는다 또는 사립문을 닫고 먹는다고 할 정도로 서리가 내리기 전 아욱의 맛은 유난히 좋다고 한다. 아욱은 칼슘, 베타카로틴, 비타민C, 식이섬유 등을 함유하고 있으며, 다른 채소보다 비타민과 무기질 함량이 높다.

아욱국은 된장국으로 먹는 것이 가장 좋은데, 특히 보리새우를 넣어 아욱국을 끓이면 아욱을 통해 비타민, 베타카로틴, 식이섬유를 섭취하고 보리새우를 통해서는 단백질을 섭취해 각 재료의 부족한 점을 보충할 수 있다.

전어와 새우는 기름기가 적은 해산물 종류이므로 본인에게 알맞은 양으로 섭취한다면 체중 조절이 필요하거나 당뇨병이 있는 사람에게도 권장할 만한 음식이다. 하지만 단백질 섭취량을 조절해야 하는 만성 간질환, 만성 콩팥병 환자의 경우라면 양이 과해지지 않도록 주의한다.

간질환, 콩팥병 있다면 주의

아욱은 칼륨 함량이 높기 때문에 칼륨 섭취에 유의해야 하는 질병이 있다면 양을 조절해야 한다. 칼륨은 물에 녹는 수용성 물질로, 아욱을 끓는 물에 데친 후 여러 번 헹궈낸 다음 그 물을 버리고 조리하면 칼륨 섭취량을 줄일 수 있다.

가을의 제철 음식은 맛과 영양 면에서 최고의 보약이라고 해도 손색이 없다. 그러나 이 역시 지나치면 과잉 영양이 되어 좋지 않을 수 있다. 가급적 식품 그대로 먹거나 구이와 찜 등의 소박한 조리법으로 적정한 양을 섭취하는 것이 건강과 맛을 제대로 챙길 수 있는 지혜다.

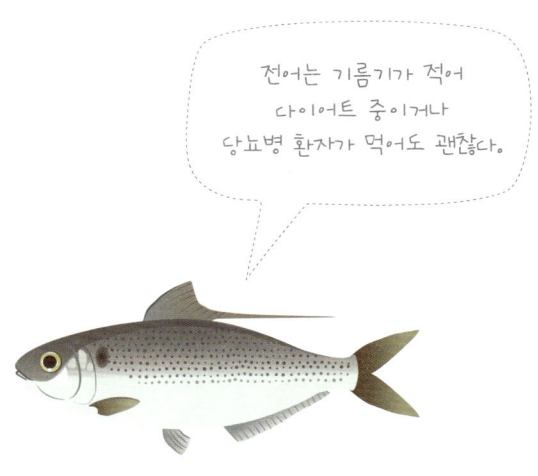

전어는 기름기가 적어 다이어트 중이거나 당뇨병 환자가 먹어도 괜찮다.

- 가을에는 식재료들의 영양소 함량이 높아지고 맛이 좋아지며, 특히 전어, 새우, 아욱의 맛과 영양이 일품이다.
- 전어와 새우는 기름기가 적어 체중 조절이 필요하거나 당뇨병이 있는 사람에게 추천할 만한 음식이다.
- 단백질과 칼륨 섭취에 주의해야 하는 간질환, 콩팥병을 갖고 있다면 섭취량 조절이 필요하다.

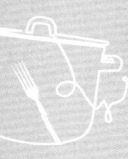

패스트푸드
사이드 메뉴만 바꿔도 건강이 바뀐다

▽

J씨(31세)와 남편은 주말에
유명 패스트푸드점의 아침 메뉴를 먹는다.
건강에 좋지 않다는 생각은 들지만,
맛도 있고 양도 적지 않으면서
메뉴에 포함된 커피까지
한 번에 즐길 수 있으니
이보다 더 편할 수가 없다.

햄버거, 치킨 등으로 대표되는 패스트푸드는 건강에 유익한 비타민, 무기질, 식이섬유 등의 함량은 낮은 반면, 동물성 지방, 나트륨 등의 함량이 높아 영양 불균형을 초래할 수 있다. 하지만 이러한 문제점에도 불구하고 바쁜 직장인과 학생들이 맛과 편리성 때문에 패스트푸드를 선택해야 한다면 어떻게 먹는 것이 좋을까?

> 세트보다는 단품 주문,
> 조리 옵션 활용

첫째, 세트 메뉴의 주문에 주의한다. 세트 메뉴의 경우 열량과 지방 함량이 한 끼에 먹어야 할 양의 1.5배 이상이 될 수 있다. 따라서 세트 메뉴보다는 단품으로 주문하고, 콜라와 사이다보다는 우유 또는 주스를, 감자튀김 대신 샐러드를 선택해 섭취한다.

둘째, 음식 주문 시 조리법과 재료를 선택할 수 있는지 확인한다. 예를 들어 흰 빵보다는 식이섬유가 많은 통밀이나 호밀 빵을 고르는 것이 현명하다. 햄버거의 패티나 치킨은 기름에 튀긴 것보다는 구운 것을 선택한다. 피자는 팬피자보다는 씬피자를 선택하고 디핑 소스는 많이 섭취하지 않는다. 스파게티의 경우에는 치즈 또는 크림이 많이 들어간 제품보다는 토마토 스파게티 또는 올리브유를 이용해 만든 스파게티를 선택하며, 치즈가루 섭취에 주의한다.

영양정보로
제품을 비교하라

패스트푸드에 대한 정보를 가장 정확히 얻을 수 있는 방법은 각 패스트푸드점의 홈페이지를 이용하는 것이다. 제품의 열량과 영양소가 게시되어 있으므로 여러 제품을 비교해보고 그중에서 열량과 지방, 나트륨 등의 함량이 적은 제품을 선택하는 것이 바람직하다.

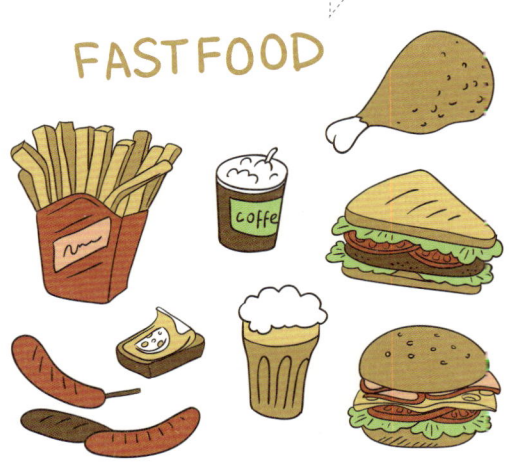

패스트푸드의 섭취 빈도가 높으면 건강에 문제가 생길 수 있다는 점은 이미 여러 연구를 통해 증명되었다.

패스트푸드 업체에서는 몸에 좋은 기름과 유기농 재료를 사용했기 때문에 문제가 없다고 홍보한다. 하지만 패스트푸드의 섭취 빈도가 높으면 건강에 문제가 생길 수 있다는 사실은 이미 여러 연구를 통해 증명되었다. 따라서 앞서 소개한 방법을 활용하면 좀 더 건강하게 한 끼를 먹을 수 있을 것이다.

피할 수 없다면 선택해라! 건강을 최대한 챙길 수 있는 메뉴 구성과 옵션을 활용해 나만의 건강한 패스트푸드를 만들어 보자.

- 패스트푸드는 영양 불균형을 초래할 수 있고 열량이 매우 높다.
- 세트 메뉴보다는 단품을 주문하고 주문 옵션을 통해 보다 건강한 메뉴로 구성해 먹는다.
- 영양정보를 미리 확인해 열량, 지방, 나트륨 함량이 적은 제품을 선택하는 것이 좋다.

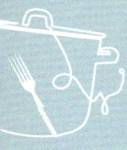

컬러 푸드
보기 좋고 건강에도 좋다

▽

노랑 파프리카, 자주색 가지,
초록색 브로콜리, 하얀색 무…. L씨(36세)가
시장바구니에서 채소들을 꺼내자,
남편이 웃음을 터트렸다. "색깔별로 채소를 골라온 거야?"
L씨는 자신 있게 말했다.
"5가지 색깔의 채소와 과일을 먹으면 병에 안 걸린대."
남편은 믿지 못하겠다는 듯 어깨를 으쓱해 보였다.

채소와 과일에 풍부한 생체 활성물질

1989년 미국의 'Eat 5 a day(하루에 5회 이상 채소와 과일을 먹자)'를 시작으로 채소와 과일을 충분히 섭취하자는 캠페인이 전 세계적으로 이어졌다. 우리나라는 가족건강365운동본부에서 '채소·과일 365! 가족 건강 365!' 캠페인을 펼쳤는데, 하루 3번, 6가지 채소와 과일을 5가지 색으로 맞춰 먹으면 1년 365일 온 가족이 각종 질병으로부터 자유롭다는 의미다.

전 세계적으로 캠페인을 벌이면서까지 채소, 과일을 권하는 이유는 무엇일까?

채소, 과일에는 발암물질로부터 우리 몸을 보호해주는 파이토케미컬이 풍부하기 때문이다. 파이토케미컬(phytochemical)은 식물을 의미하는 파이토(phyto)와 화학을 뜻하는 케미컬(chemical)의 합성어로, 채소와 과일에 함유된 천연 생체 활성물질을 말한다.

체내에 부족하다고 해서 결핍 증세가 나타나는 필수 영양소는 아니지만, 지속적으로 부족한 경우에는 건강에 좋지 않은 영향을 미칠 수 있다. 현재까지 밝혀진 파이토케미컬은 1만여 종에 이르며, 종류에 따라 항균 작용, 항암 작용, 항산화 작용, 혈중 콜레스테롤 저하, 면역 기능 증강, 노화 방지 등의 효과가 보고되고 있다.

건강 지켜주는 5색 컬러 푸드

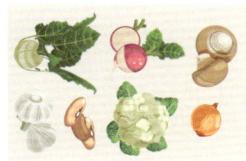

안토크산틴이 풍부한
White Food 화이트 푸드

마늘, 양파, 무, 배, 더덕, 도라지 등

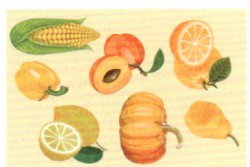

카로티노이드가 풍부한
Yellow Food 옐로 푸드

단호박, 고구마, 오렌지, 귤, 옥수수, 당근 등

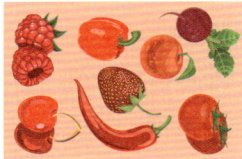

라이코펜이 풍부한
Red Food 레드 푸드

토마토, 딸기, 체리, 사과, 석류, 홍고추, 수박, 비트 등

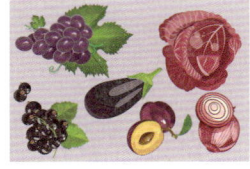

안토시아닌이 풍부한
Purple Food 퍼플 푸드

포도, 가지, 블루베리, 적채(적색 양배추), 자두 등

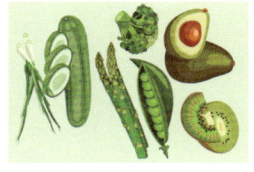

클로로필이 풍부한
Green Food 그린 푸드

녹색 잎채소, 브로콜리, 케일, 오이, 키위 등

건강보조식품보다는 자연 그대로 먹어야

하루하루 바쁘게 살아가는 현대인들이 음식으로 모든 영양소를 챙겨 먹는 것은 쉽지 않다. 그러다 보니 식품에서 단일 성분을 인위적으로 추출, 가공한 건강보조식품이나 보충제로 파이토케미컬을 간편하게 섭취할 순 없는지 궁금해하는 이들이 많다.

파이토케미컬은 식품에 존재하는 성분과 영양소들의 상호작용을 통해 음식으로 섭취할 때 바람직한 효과가 나타나며, 건강보조식품이나 보충제를 통한 파이토케미컬의 효과는 아직 명확히 규명되지 않았다. 즉 파이토케미컬의 가장 좋은 섭취 방법은 자연 그대로의 식품 형태로 먹는 것이다.

매일 규칙적으로 다양한 색깔의 채소와 과일을 먹는 습관을 꾸준히 갖는다면 암과 만성질환으로부터 나를 지킬 수 있을 것이다.

- 채소와 과일에는 발암물질로부터 우리 몸을 보호해주는 파이토케미컬이 풍부하다.
- 건강보조식품이나 보충제를 통한 파이토케미컬의 효과는 명확하게 규명되지 않았다.
- 파이토케미컬은 자연 그대로의 식품 형태로 먹는 것이 가장 좋다.

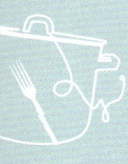

똑똑한 외식
즐거운 외식에 영양 불균형 주의보

▽

아침은 건너뛰고, 점심은 회사 근처 식당에서,
저녁은 배달 음식으로 주로 해결했던 M씨(32세)는
일요일에 편의점 도시락을 집에서 먹으면서
이게 집밥인지, 외식인지 잠시 헷갈렸다. 그러면서
이렇게 직접 해 먹지 않은 외식만 해도 괜찮은지
갑자기 걱정이 몰려왔다.

식당을 이용하는 것은 물론 배달 음식이나 마트의 완전 조리 식품, 편의점 도시락 등 직접 해 먹지 않고 사 먹는 것 모두가 외식에 포함된다. 이런 음식은 대체로 일반 가정식보다 소금, 설탕, 기름 등을 많이 사용하기 때문에 메뉴를 잘 선택해야 한다.

뜨끈한 국물 음식, 염분 과다의 주범

한식의 경우 탕이나 찌개처럼 국물 위주의 음식은 염분을 많이 섭취하게 되므로 주의한다. 비빔밥, 한정식, 쌈밥, 샤브샤브처럼 다양한 식재료가 포함된 음식을 선택하는 것이 좋다.

중식은 조리할 때 기름을 많이 사용해 대체로 열량이 높다. 만약 열량 섭취를 조절하는 경우라면 튀긴 음식의 섭취량에 주의하고, 탕수육은 소스를 부어 먹기보다는 찍어 먹도록 한다. 또 면요리는 탄수화물 위주의 음식이어서 다양한 영양소를 섭취하기 어려울 수 있으므로 채소나 해물 등이 함께 포함된 것으로 주문해 면의 양을 조절해서 먹는다.

일식은 비교적 열량이 적은 메뉴로 골라 먹을 수 있는 음식으로, 회덮밥이나 생선구이 정식 등이 권장된다. 반면 메밀국수처럼 곁들여 나오는 반찬이 거의 없는 음식은 특히 당뇨병을 관리하는 사람에게 혈당 조절을 어렵게 할 수 있다.

양식은 대부분 기름을 이용한 요리가 많아 열량이 높다. 튀기기보다는 구운 음식을, 크림수프보다는 채소 또는 토마토수프를 선택한다. 샐러드는 소스를 따로 요청해서 끼얹지 말고 찍어 먹는 습관을 갖는다.

가성비 좋은 편의점 도시락은 샐러드와 함께

1인 가구 수가 증가하면서 가성비가 좋다는 편의점 도시락으로 식사를 해결하는 일명 '편도족'이 늘고 있다. 편의점 도시락은 19세 이상 성인 남녀의 열량과 단백질 등의 권장량에는 큰 문제가 없다.

그러나 반찬이 대개 육류와 튀김 위주로 구성되어 있고 채소는 매우 적게 제공된다. 이로 인해 포화지방산의 섭취는 과한 반면 섬유소와 비타민, 무기질 등의 섭취가 부족해질 수 있다. 이때 소포장된 샐러드를 곁들이면 부족한 영양소를 채울 수 있다. 또 채소 섭취로 포만감을 채워 도시락 반찬을 남긴다면 포화지방산 섭취를 줄일 수 있다.

- 튀긴 음식보다는 구운 음식을 선택한다.
- 샐러드는 소스를 끼얹지 말고 소스에 찍어 먹는 습관을 들인다.
- 편의점 도시락엔 샐러드를 곁들여 먹으면 더 좋다.

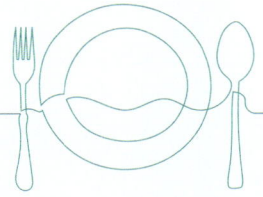

봄나물

봄나물 하면 가장 먼저 떠오르는 것이 냉이다. 향긋한 내음을 가지고 있으며 잎과 함께 뿌리째 먹는 냉이는 채소 가운데 단백질 함량이 높고 비타민뿐 아니라 칼슘, 인, 철분 등의 무기질도 풍부하다.

'산채의 왕' 두릅은 상큼한 맛과 은은한 향기가 특징이다. 두릅의 쓴맛을 유발하는 사포닌 성분은 혈액순환을 도와 피로 회복에 좋고, 예민한 신경을 안정시키는 효과까지 덤으로 얻을 수 있다.

쑥은 오랫동안 우리 민족에게 가장 많은 사랑을 받은 나물 중 하나다. 쑥에는 특히 비타민A의 전구체인 베타카로틴이 풍부하며, 베타카로틴은 항암 효과가 뛰어난 것으로 알려져 있다.

달래에는 특히 비타민C가 많다. 비타민C는 체내에서 부신피질호르몬의 분비와 조절에 관여해 노화를 방지하고 저항력을 키워주는데, 열에는 약한 편이다. 달래는 주로 날것으로 먹기 때문에 조리에 의한 영양소 손실이 적다. 식초는 비타민C가 파괴되는 시점을 연장시켜주므로 달래무침에는 식초를 넣는 것이 안성맞춤이다.

씀바귀는 특유의 쌉쌀한 맛이 새콤한 양념과 어우러져 식욕촉진제 역할을 한다. 또 소화 기능을 좋게 하는 효과가 있으며, 최근에는 노화를 방지하고 피로를 억제하는 항산화제로 각광을 받고 있다.

당뇨병, 고지혈증 또는 비만인 환자들의 경우 다양한 나물을 충분히 먹으면 포만감과 함께 식이섬유 섭취가 늘고, 배변 작용이 원활해지므로 섭취가 권장된다. 다만, 콩팥 기능이 떨어졌거나 혈액투석을 하는 환자는 봄나물이 칼륨을 많이 함유하고 있어 섭취량에 반드시 주의해야 한다.

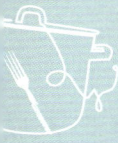

음식 궁합
찰떡 궁합으로 영양까지 챙긴다

▽

L씨(36세)는 선호하는 음식 조합들이 있다.
치킨에는 망설임 없이 맥주와 콜라,
고기를 먹었으면 냉면이 필수,
토마토에는 설탕을 뿌려야 최고다.
이렇게 맛으로 따지면 최고의 궁합인데,
영양 측면에서는 최악의 궁합이라고 한다.

서로 잘 어울리는 사람들을 보고 흔히 궁합이 잘 맞는다고 한다. 마찬가지로 음식에도 같이 먹으면 좋은 궁합과 서로 맞지 않는 궁합이 있다.

> 서로 보완할 수 있는
> 단백질 궁합

음식의 궁합이 맞다는 것은 두 종류의 음식을 같이 먹었을 때 소화와 흡수를 도와주거나 식품 간 서로 부족한 영양소를 보충해준다는 뜻이다. 예를 들어보자. 고기에 많이 함유된 포화지방산은 우리 몸에서 열량을 많이 낼 뿐만 아니라 발암물질로 변한다. 반면 비타민이나 항산화 성분은 고기에 적게 함유되어 있다. 따라서 깻잎, 양배추나 브로콜리, 파절이, 고추를 곁들여 먹으면 채소류의 항암 성분으로 인해 발암물질이 어느 정도 중화된다. 또한 섬유소를 통해 발암물질이 빠르게 배출되므로 고기를 먹을 때는 반드시 신선한 채소를 곁들이는 것이 중요하다.

몸에 좋은 음식 궁합으로 단백질 식품의 음식 궁합을 꼽을 수 있다. 단백질 식품은 갖고 있는 아미노산 종류에 따라 완전 단백질 식품과 불완전 단백질 식품으로 분류된다. 즉 우리 몸에서 만들어지지 않아 꼭 식품으로 섭취해야 하는 아미노산을 모두 함유하고 있는 식품을 완전 단백질 식품, 이와 달리 한두 종류가 포함되어 있지 않은 단백질 식품을 불완전 단백질 식품이라고 한다. 완전 단백질 식품은 주로 육류, 달걀, 우유 등 동물성 식품이고, 불완전 단백질 식품은 콩류를 제외한 식물성 식품이다.

우리 몸에 필수 아미노산을 제대로 공급하기 위해서는 동물성 식품을 어느 정도 꼭 먹어야 하지만, 채식을 하거나 다이어트를 위해 동물성 식품을 먹지 않는 경우에는 식물성 식품을 통해 부족한 아미노산을 보완해주는 방향으로 음식 궁합을 맞추는 것이 좋다. 예를 들어 곡물류와 우유, 콩을 넣은 밥, 들깨가루를 넣은 콩국수 같은 방법으로 먹으면 부족한 아미노산이 보충되어 우리 몸에 필요한 필수 아미노산을 부족하지 않게 섭취할 수 있다.

패스트푸드와 탄산음료 최악의 궁합

햄버거와 피자에 곁들이는 음료 중에 콜라가 있다. 햄버거, 피자는 열량이 높고 영양 면에서는 좋지 않은 식품이다. 콜라 속 인과 탄산은 햄버거나 피자에 그나마 소량으로 함유된 칼슘과 무기질을 몸 밖으로 배출시켜 뼈를 약하게 만든다. 따라서 레몬에이드나 녹차로 바꾸는 것이 좋다.

중국 사람들이 기름진 음식을 먹는데도 비만인 사람들이 그다지 많지 않은 이유는 식후 차를 즐겨 먹는 습관 때문이라고 한다. 차에 함유되어 있는 탄닌 성분이 기름의 흡수를 방해하기 때문이다. 그러므로 기름진 음식을 자주 먹는다면 식사 후 커피보다는 녹차나 재스민차를 추천한다.

사람과 사람 사이에도 궁합이 있듯이 음식과 음식에도 좋은 궁합과 나쁜 궁합이 있다. 그러나 더 중요한 것은 사람과 음식과의 궁합이 아닐까? 내 몸의 건강 상태, 영양 상태와 맞는 좋은 음식과 적당한 양을 선택해 날마다 섭취하는 습관으로 음식과 좋은 궁합을 만들어나가는 것이 필요하다.

- 서로 부족한 영양을 보완해줄 수 있어야 좋은 음식 궁합이다.
- 곡물류와 우유, 콩을 넣은 밥, 들깨가루를 넣은 콩국수는 부족한 아미노산을 보충하는 좋은 궁합이다.
- 햄버거와 피자에 곁들이는 탄산음료는 칼슘과 무기질을 몸 밖으로 배출시켜 뼈를 약하게 만든다.

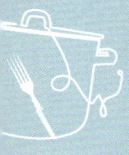

편식
까다로운 아이 입맛 바로잡는 지혜

▽

다섯 살 된 딸을 키우고 있는 K씨(37세)는
며칠 전 영유아 검진을 받고 나서 고민에 빠졌다.
아이가 채소를 잘 먹지 않아 식사 때마다
씨름을 벌이다가 포기하는 날들이 많았는데,
검진 결과 또래보다 체격이 많이 왜소한 것으로
나왔기 때문이다. 감기를 달고 사는 것도
왠지 편식 때문인 것 같아 K씨는 앞으로 어떻게
채소를 먹여야 할지 막막하다.

평소 집에서 편식을 하던 아이들은 학교 급식에 잘 적응하지 못한다. 여러 연구와 영양교사, 부모들로부터 조사된 바에 따르면 아이들이 가장 먹기 싫어하는 식품은 채소류와 콩류 등이다. 채소류는 씹을 때 느끼는 질감(깔끄러운 느낌, 딱딱함), 접해보지 못한 강한 향과 맛(맵고 쓴맛), 특유의 냄새, 색, 조리법(삶아서 물렁한 질감) 때문에 싫어하고, 콩류는 물컹한 질감과 특유의 냄새 때문에 싫어한다고 한다.

편식하는 이유

편식은 정상적인 발달 과정에서 흔히 관찰되는 현상이다. 아이들의 경우 특히 자아의식이 발달되는 3-7세의 연령대에 음식에 대한 선호도가 결정된다고 한다.

따라서 이 시기에 다양한 식품의 맛과 향, 질감을 접하지 못하면 식품의 맛과 냄새, 혀의 촉각 등에 익숙하지 않아 심리적 위축감을 갖게 되고, 이로 인해 새로운 음식에 대한 두려움과 거부감이 생겨 편식을 하게 된다고 한다.

또 먹는 일을 강요당하거나 식사 후 구토, 복통 등의 불쾌한 경험 후에도 거부 심리를 갖게 되며, 부모가 편식하는 습관 또한 자연스레 아이들의 식습관에 영향을 준다. 최근에는 가공식품의 발달과 핵가족의 증가, 직장에 다니는 엄마의 증가도 아이의 편식에 많은 영향을 미친다고 생각된다.

| 아이들에게 필요한 것은
| 고루 갖춘 영양

아이들의 식단에 가장 중요하게 고려되어야 할 점은 성장을 위해 충분한 열량과 단백질을 공급해주어야 한다는 것이다. 또 뼈의 성장에 필요한 칼슘도 충분히 섭취해야 하며, 뇌 발달을 위한 식물성 지방의 섭취도 필요하다. 특히 여자 아이들의 경우 생리적인 변화에 따라 철분의 공급이 충분하도록 식사를 준비하는 것이 좋다. 이러한 영양소들이 신체에서 잘 작용하기 위해서는 비타민과 무기질 공급도 요구된다.

따라서 경미한 편식은 영양과 질병 상태에 큰 연관성이 없지만, 한 음식만 편중되게 먹거나 영양 불균형을 초래할 정도의 편식은 당연히 질병을 유발하거나 성장 발육에 문제를 일으킬 수 있다. 성격적인 면에도 영향을 미쳐서 편식하는 아동일수록 까다롭고 신경질이 많은 특성이 나타날 수 있다

편식을 해결하려면 우선 음식에 관심을 갖게 하는 것이 좋다. 특히 눈으로 보며 코로 냄새를 맡고 입으로 맛을 느끼게 하는, 즉 오감을 자극하는 요리를 하도록 한다. 채소류를 먹이고 싶어 채소볶음밥을 했다면 별, 하트 등의 모양 틀에 채소볶음밥을 만들어 아이들이 좋아하는 캐릭터 접시에 담아서 준다. 생선을 싫어하는 아이라면 생선에 카레 양념을 덧발라 카레 향을 느끼면서 생선을 먹도록 하는 것도 좋은 방법이다. 채소의 경우 가늘게 채를 쳐서 예쁜 접시에 담아 김이나 밀전

병 등에 싸서 소스를 찍어 먹게 하는 것도 채소에 대한 즐거운 경험으로 기억될 수 있다. 아이들이 라면을 좋아한다면 라면에 다양한 해산물과 채소를 듬뿍 넣고, 라면스프 대신 굴소스로 볶아주면 라면을 먹으면서 편식하던 식품도 함께 먹는 일석이조의 요리가 될 수 있다.

직접 요리하게 하며
거부감 줄여라

아이들은 스스로 요리에 참여함으로써 다양한 음식을 접하고 식품 자체의 특징을 이해하며, 자기가 만든 음식을 먹으면서 편식을 고칠 수 있기 때문에 올바른 식사법과 좋은 습관을 오래 유지할 수 있게 된다.

이뿐만 아니라 아이들이 식품을 직접 만지고, 반죽하고, 계량을 하는 등의 행동을 통해 수에 대한 감각과 소근육 활동이 늘어나므로 매우 유익하다.

아이와 같이 요리를 할 때는 가급적 아이들이 좋아하지 않는 재료를 가지고 요리하는 것이 좋다. 예를 들어 채소류를 싫어하는 아이를 다양한 채소가 들어가는 만두소를 만드는 과정에 참여시키면 채소가 많이 들어 있음에도 자기가 만든 요리에 대한 애착으로 접시를 뚝딱 비워낸다. 생선을 싫어하는 아이에게 생선커틀릿을 통해 생선살을 직접 만져보고 튀김옷을 입히는 과정까지 경험하게 하면 자신이 만들었다는 자부심으로 평소 싫어하던 생선을 맛있게 먹을 수 있다.

성장을 위해 충분한 영양이 공급되고 있는지 궁금하다면 아이의 키와 체중을 주기적으로 체크해보자. 키와 체중이 꾸준히 증가하고 있다면 안심해도 좋다. 만약 정상적인 성장을 하고 있는데도 엄마가 느끼기에 적게 먹는 것 같아 식사를 강제로 권하면 오히려 식사에 대한 거부감만 생길 수 있다. 여자아이의 경우에는 생리가 시작되면 어느 정도 키의 성장이 멈추기 때문에 열량을 약간 적게 섭취해도 좋다.

세 살 때 식습관이 노후까지의 건강에 영향을 미친다. 일주일에 하루 정도는 아이들의 영양과 건강을 위해 함께 음식을 만들어보는 것이 어떨까?

- 부모의 편식 습관은 아이들의 식생활에 영향을 미친다.
- 편식은 여러 질병을 유발하고 성장 발육에 문제를 일으킨다.
- 아이가 요리에 직접 참여하면 자신의 요리에 대한 애착을 가지게 되어 편식을 고칠 수 있다.

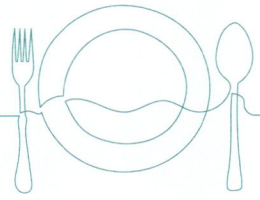

건강음료
(생과일 · 채소주스)

과일은 생으로 먹어야 비타민의 손실을 줄일 수 있다. 특히 포도는 껍질째 깨끗이 씻어 갈아 먹으면 안토시아닌이라는 파이토케미컬 성분까지 섭취할 수 있다. 밭의 고기라고 할 수 있는 콩에 바나나, 우유(또는 두유)를 섞어 갈아 먹으면 좋은 아침식사 대용 음료가 된다. 음주 다음 날에 키위, 오이, 레몬즙을 넣고 갈아 마시면 시원하고 상큼한 맛으로 인해 기분이 상쾌해지며, 칼륨이 많아 이뇨 작용을 촉진해 몸 안에 있는 알코올 성분을 배출해줌으로써 숙취 해소를 돕는다.

주스 재료의 많은 양이 과일인데, 당뇨병이 있는 경우 과일의 양과 종류에 따라 혈당에 영향을 미칠 수 있어 주의가 필요하다. 특히 콩팥 기능이 떨어진 환자에게는 과일과 채소에 많이 들어 있는 칼륨이 문제가 될 수 있으므로 한 번에 많은 양을 섭취하지 않도록 한다.

중성지방 수치가 높은 경우에도 과일 섭취량이 많아지지 않게 조절이 필요하며, 과민성 대장 증후군이 있다면 차게 먹는 것이 오히려 장을 자극해 설사를 유발할 수 있기 때문에 주의한다.

바쁜 현대인에게 다양한 과일과 야채를 섞어 만든 음료는 시간도 절약되고, 영양소를 빠르게 흡수할 수 있다는 장점이 있다. 하지만 아무리 몸에 좋은 음식이라도 개인의 영양 상태나 기저질환에 따라 주의할 필요가 있다.

3부

따져 먹을수록 더 좋다

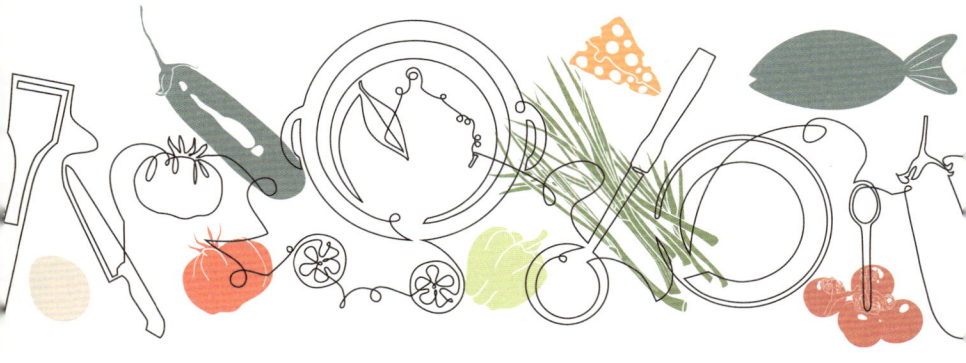

아침식사

웰빙 도시락

만들어 먹는 건강식품

면역력 강화 식품

술안주와 영양

설날과 대보름 음식

명절 식품 취급 요령

휴가지 음식

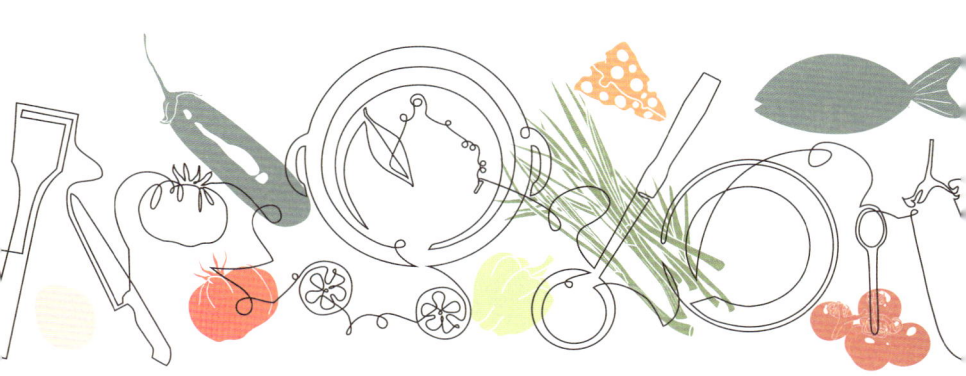

아침식사
바빠도 꼭 챙겨 먹을수록 좋다

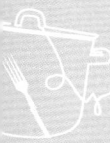

▽

K씨(36세) 가족은 집에서 아침식사를 하지 않는다.
남편은 회사 식당에서 아침식사를 제공하기 때문에
그냥 출근하고, 유치원에 다니는 여섯 살 아들은
잠이 많아 셔틀버스 지각을 겨우 면하다 보니
거르거나 대충 먹이기 일쑤다. 남편과 아이를 챙기느라
정신이 쏙 빠진 K씨는 아침 방송을 보며
믹스커피 한 잔을 마시거나 두유 한 컵을 마신 뒤
점심쯤 소위 '아점(아침+점심)'을 먹는다.

24시간 에너지를 소모해야 하는 우리 몸은 하루 2-4번 음식 섭취를 통해 영양소를 공급받는다. 그런데 아침식사를 거르면 당을 에너지원으로 사용하는 두뇌의 기능이 떨어지고 활동에너지가 부족해 의욕이 저하된다. 실제로 아침식사를 하는 학생은 그렇지 않은 학생에 비해 두뇌 활동이 원활해 집중력이 향상되며, 아침식사 횟수와 수능 점수가 비례한다는 보고도 있다. 따라서 직장인은 활기찬 하루를 위해, 학생은 원활한 두뇌 활동을 위해 아침식사를 꼭 해야 한다.

아침식사를 하지 않으면 배변이 제대로 되지 않아 변비가 생기기 쉽고 뇌 활동이 저하되면서 졸음이 오게 된다. 또 점심과 저녁에 먹는 양이 많아진다. 특히 지속적으로 아침식사를 거르면 우리 몸은 아침에 찾아올 기아 상태에 대비해서 피하지방 형태로 영양분을 미리 저장해두는데, 이 경우 비만을 초래하는 원인이 될 수도 있다.

| 아침식사와
| 변비와 비만의 문제

기존에 아침을 먹지 않았다면 아침 식욕을 돋우기 위해 충분한 수면 취하기, 과음 삼가기, 야식 및 과식 피하기, 식전에 냉수 한 잔 마시기 등의 노력을 해보는 것이 도움이 될 수 있다. 무엇보다 기상 시간을 앞당겨 아침식사 시간을 확보하는 것이 중요하다.

건강한 아침식사를 위해서는 탄수화물과 단백질, 비타민이 풍부하되 지방이 적은 음식을 선택하는 것이 좋다.

쌀밥이나 현미밥에 두부·된장·두유·달걀·저지방 우유·요구르트 등의 단백질 공급원과 김치·호박·시금치 등의 채소, 그리고 사과·바나나 등의 과일이 포함되면 이상적인 아침식사가 된다. 또 소화가 잘되는 음식을 준비하는 것이 좋으며, 자극적인 양념이나 기름을 많이 사용하기보다는 담백하게 조리해 먹는다.

만성질환으로 인해 소화 기능이 감소된 사람은 고기보다는 부드러운 흰살 생선 또는 두부 등으로 단백질 급원을 대체할 수 있고, 질긴 나물보다는 쉽게 소화할 수 있는 샐러드나 익힌 나물 위주의 담백하게 조리된 반찬이 권장된다. 약을 먹는 경우에는 공복에 복용하지 말고 소량이라도 식사를 하는 것이 좋다. 특히 당뇨약을 복용하거나 인슐린 주사를 맞는 당뇨병 환자는 아침식사를 꼭 해야 저혈당을 예방할 수 있다.

간단한 아침이 필요하다면

일반적으로는 잡곡밥, 국, 생선구이, 나물, 김치 등의 균형 잡힌 형태의 아침식사가 가장 이상적이나, 사실 일분일초가 아까운 아침 시간에 이런 완벽한 형태의 식사는 어렵다. 따라서 간단한 형태의 식사인 샌드위치, 토스트, 음료, 죽, 샐러드,

수프 등을 섭취하는 것도 좋은 방법이 될 수 있다.

식빵만 먹기보다는 채소, 달걀, 치즈 등을 넣은 샌드위치를 먹으면 다양한 영양소를 섭취할 수 있으며, 더 든든한 아침식사를 하고 싶다면 냉장고에 있는 반찬 또는 채소와 밥, 참깨, 참기름, 김 등을 넣어 만든 주먹밥도 맛과 영양을 갖춘 식사로 손색이 없다.

또 물기 뺀 두부와 바나나, 플레인요구르트를 넣고 갈은 두부 스무디도 권장할 수 있으며 기호에 따라 땅콩, 아몬드, 호두 등을 함께 넣고 갈아도 색다른 맛을 느낄 수 있다. 선식, 미숫가루 등을 이용할 때는 영양의 균형을 위해 물보다는 우유나 두유에 타서 먹는 것이 바람직하고, 수프나 죽도 아침식사 대용으로 좋다.

만성 간질환 또는 만성 콩팥병으로 인해 단백질 섭취량을 조절해야 하는 경우에는 고기, 생선, 두부, 치즈, 우유, 요구르트, 두유 등의 섭취량을 본인의 권장량에 맞춘다. 특히 만성 콩팥병 환자는 견과류와 과일 섭취에 주의가 필요하다.

- 직장인은 활기찬 하루를 위해, 학생은 원활한 두뇌 활동을 위해 아침을 꼭 먹어야 한다.
- 탄수화물, 단백질, 비타민이 풍부하되 지방이 적고 소화가 편하면서 담백한 음식을 선택한다.
- 샌드위치와 주먹밥은 간단하면서도 건강한 아침식사가 될 수 있다.

웰빙 도시락

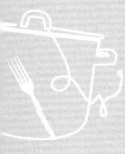

맛과 건강, 가정경제까지 챙기는 만점 도시락

▽

L씨(31세)는 회사에
점심 도시락을 싸서 다닌다.
웬만큼 익숙해진 요즘에는
'맛있는 도시락'보다 '건강한 도시락'을
만드는 데 관심이 생겼다.
도시락 메뉴를 어떻게 구성해야
건강까지 챙길 수 있을까?

최근 생활비를 아끼면서 먹거리에 대한 불안도 해소할 수 있다는 이유로 직장에 점심 도시락을 싸서 가지고 다니는 알뜰 도시락족이 늘고 있다. 또한 야유회나 소풍 시즌에 빠질 수 없는 것이 도시락이다. 하지만 맛과 건강, 가정 경제까지 모두 만족시키는 도시락을 싸는 것은 그리 쉬운 일이 아니다.

다양한 식품을 골고루 채웠다면 영양 만점

건강한 도시락을 만들려면 다양한 식품을 골고루 섭취할 수 있도록 반찬을 구성하는 것이 중요하다. 우선 주식으로 가급적 잡곡밥이나 통밀로 만든 빵을 선택하고 반찬으로는 단백질 급원 식품인 달걀이나 콩, 두부 혹은 생선전, 장조림, 닭가슴살 찜 등을 고른다. 비타민을 공급해주는 채소 반찬으로는 김치, 계절별 채소로 만든 샐러드, 깔끔하게 입맛을 마무리해주는 마늘·매실·오이장아찌 등을 조화롭게 구성하고 거기에 과일을 곁들이는 센스까지 더한다면 영양적으로 균형이 잘 잡힌 도시락을 완성할 수 있다.

이러한 반찬들을 새로 구입하기가 부담스럽다고? 그렇다면 전날 저녁에 먹고 남은 재료나 반찬을 활용하는 것도 좋다.

항상 밥과 2-3가지 반찬으로 구성된 전형적인 도시락 형태만 고수하던 것에서 벗어나 냉장고에 남은 자투리 채소를 모두 다져서 주먹밥이나 볶음밥을 만들어보는 것은 어떨까? 특별한 반찬 없이도 일품요리로 변신할 수 있다.
또 전날 먹고 남은 감자에 오이, 양파 등 채소를 첨가해 으깬 감자샐러드를 만들어 식빵 사이에 바르고 양상추 한 장을 곁들이면 감자샌드위치가 완성된다. 남은 반찬을 처리하면서 든든하고 멋진 도시락도 완성되니 그야말로 일석이조다.

다이어트를 결심했다면 채소를 충분히 섭취할 수 있는 다이어트 도시락을 싸보자. 밥을 원하는 만큼만 덜어 먹기 좋게 주먹밥을 만들고, 깨끗이 씻은 쌈채소를 곁들여 먹는 쌈밥 도시락은 색다른 재미가 있다. 이때 쌈장에 두부나 버섯, 견과류, 쌀미음 등을 섞어 짜지 않게 준비하면 건강과 맛을 모두 만족시키는 웰빙 도시락이 될 수 있다.

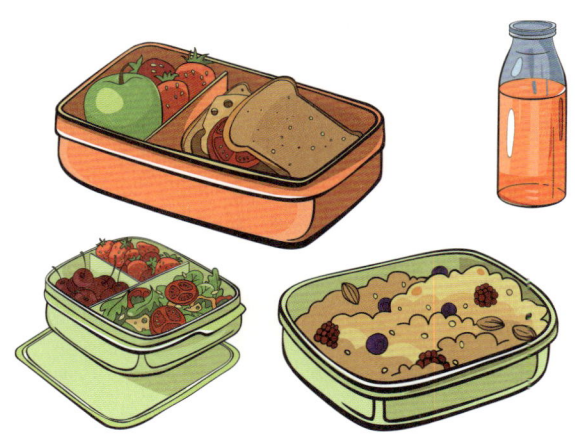

더운 날씨에는
상하지 않게 주의

그러나 훌륭한 도시락도 더운 날씨에는 금방 상할 수 있다. 식중독 걱정 없는 안전한 도시락을 위해서는 다음과 같은 주의사항을 지키는 것이 바람직하다. 먼저 밥과 반찬이 서로 섞일 때 상할 위험이 커지므로 밥과 반찬을 따로 담아 서로 섞이지 않게 한다. 또 음식을 뜨거운 상태에서 담고 뚜껑을 닫으면 음식 자체의 수증기와 온기 때문에 쉽게 상할 수 있다. 따라서 반드시 식힌 뒤에 도시락 용기로 옮겨 담아야 한다.

맛과 건강, 그리고 경제까지 생각한 똑똑한 도시락으로 기분 좋게 학창 시절 추억의 점심시간으로 시간 여행을 떠나보자. 함께 둘러앉아 각자가 싸온 도시락을 나누어 먹던 훈훈한 시간을 오늘 다시 느낄 수 있을 것이다.

- 탄수화물, 단백질, 비타민의 좋은 급원이 되는 식품을 골고루 구성한다.
- 저녁에 먹다 남은 반찬이나 재료도 잘 활용하면 색다르고 건강한 도시락을 만들 수 있다.
- 밥과 반찬은 따로 넣고, 다 식은 뒤에 용기에 옮겨 담는다.

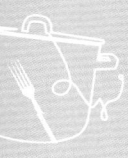

만들어 먹는 건강식품
천연재료 풍미 살린 진짜 건강 명품

▽

J씨(37세)는 그동안 고민하던
식품건조기를 드디어 집에 들였다.
물론 사 먹는 것이 훨씬 편하지만
아무래도 밖에서 사는 음식은 몸에 좋지 않은
성분들이 들어 있을 거라는 생각에서다.
J씨는 채소들을 구입해 식품건조기에 말려서
간식으로 먹을 계획이다.

최근 안전한 먹거리에 대한 관심이 많아지면서 시간이 걸리더라도 집에서 깨끗하고 안전하게 만들어 먹는 것에 흥미를 갖는 사람들이 늘어나고 있다.

과자는 아이들이 가장 쉽게 접할 수 있는 간식거리다. 하지만 설탕, 트랜스지방산 등 좋지 않은 성분이 많이 들어 있어 비만을 초래할 수 있고, 각종 색소를 비롯한 합성첨가물로 인해 다양한 환경성 질병을 유발할 가능성이 높다.

피자, 햄버거 같은 패스트푸드는 염분, 동물성 단백질, 지방은 많이 포함되어 있는 반면, 비타민이나 무기질이 부족해 영양 불균형을 일으킨다. 게다가 탄산음료에 들어 있는 인을 과다 섭취하면 칼슘 부족 현상이 일어나 아이들의 뼈와 치아 생성에 문제가 생길 수 있다.

아이들 간식은
식품 그대로를 살려서

엄마가 집에서 간식을 만들어주는 것이 좋다고 생각하면서 인스턴트 재료를 이용한다면 사 먹는 음식과 다르지 않다. 따라서 집에서 간식을 만들 때는 식품 그대로를 이용하는 것이 가장 좋다.

예를 들어 감자, 고구마, 단호박, 옥수수를 그대로 찌거나 구워서 먹는다. 콜라나 단 주스 대신 미숫가루, 생과일 등을 주는 것도 좋다. 또 간단하게 구운 쿠키나 빵, 쌀을 이용한 떡

종류 등으로 입맛을 길들여준다. 가장 중요한 것은 시판되는 과자나 음료를 사놓지 않는 것이다.

| 몸에 좋고 맛도 좋은
| 천연조미료

집에서 만들어 먹는 건강식품으로 천연조미료를 꼽을 수 있다. 천연조미료 중 가장 먼저 생각나는 것은 멸치다. 멸치는 국과 찌개는 물론이고 나물무침이나 조림 등에 활용하면 음식 맛이 구수해진다. 새우는 단백질과 무기질, 비타민, 칼슘 등이 풍부하며 특유의 풍미를 지니고 있다. 새우 가루를 해물요리나 해물냉채, 국, 찌개, 각종 나물무침에 넣으면 맛과 향이 더욱 좋아진다.
다시마는 칼슘과 요오드 등 무기질과 섬유질이 풍부하고 성인병 예방에 좋다. 다시마 가루는 음식의 맛을 개운하고 깔끔하게 하며 국이나 볶음, 조림 등 거의 모든 요리에 잘 어울린다.
마른 표고버섯은 비타민D가 풍부하고 항암 작용을 도와주는 건강식품으로, 향이 진해 강한 맛이 나기 때문에 약간만 넣어도 음식의 풍미가 좋아진다.
이 밖에도 당근과 시금치 등을 이용할 수 있다. 당근은 비타민A인 카로틴이 많이 들어 있고 기름에 볶으면 영양가가 높아지므로 당근 가루를 볶음이나 부침 요리에 넣으면 좋다. 또 튀김 반죽이나 칼국수 반죽에 당근 가루를 넣으면 당근 특유의 단맛으로 맛도 좋아지고 색도 예뻐진다.

시금치는 각종 비타민과 무기질은 물론 특히 철분이 풍부하게 들어 있어 빈혈이 있는 경우에 도움이 된다. 시금치 가루를 해조류와 함께 무쳐 먹거나 볶아 먹으면 영양가가 더욱 높아지고 궁합도 잘 맞는다.

이러한 천연조미료들은 잘 말려서 가루로 만들어 보관했다가 사용하면 된다. 하지만 너무 장기간 보관하면 식품 속에 있는 지방이 산패할 수 있어 좋지 않기 때문에 단기간 사용하는 것이 바람직하다.

어렸을 때부터 길들여진 식습관이 평생 건강을 좌우한다 해도 과언이 아니다. 색깔이 화려하고 양념이 진한 음식이 아닌, 집에서 정성껏 준비한 음식으로 가족의 건강을 지키는 것이 필요한 때다. 오늘 바로 우리 가족을 위해 멋진 건강식탁을 차려보자.

- 과자와 패스트푸드는 아이들의 비만과 영양 불균형, 각종 환경성 질병을 초래할 수 있다.
- 건강한 간식은 식품 그대로를 찌거나 조리한 것, 간단하게 구운 쿠키나 떡, 미숫가루 등이다.
- 천연조미료를 만들어 쓰면 맛도 좋고 건강에도 좋지만, 장기간 보관하면 산패하기 때문에 단기간 사용하는 것이 좋다.

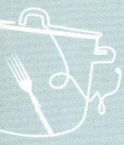

면역력 강화 식품
고기 + 발효 식품 + 다양한 채소

▽

K씨(35세)는 평소에도 쉽게 피곤해진다.
흔히들 말하는 잔병이 많아 감기는 물론이고
피부염도 잦다. 큰 병은 아니어도 이렇게 자주
아프다 보니 종종 우울하고 일상이 즐겁지 않다.
신기하게도 가족들은 건강한데 그녀만 늘 어딘가 아프다.
병원을 찾은 K씨에게 의사는
면역력을 높여야 한다고 조언했다.

우리 몸을 지켜 즐거운 일상생활까지 보장해주는 능력치인 '면역력', 어떤 음식을 먹어야 강화시킬 수 있을까?

면역세포의 재료가 되는 단백질

면역력을 강화하려면 면역세포가 활발하게 만들어져야 하는데, 이 면역세포를 만드는 재료가 바로 단백질이다. 따라서 육류, 콩, 생선, 달걀 등을 매일 적절한 범위 내에서 먹고, 비타민과 무기질 등을 충분히 섭취하는 것이 좋다. 이러한 식품 대신 단당류, 지방, 가공식품, 식품첨가물 등의 섭취 빈도가 높아지면 우리 몸이 과로하게 되어 자체 방어 능력을 잃고 결국 면역력이 떨어진다.

우리 몸의 면역력을 높여주는 대표적인 식품인 김치는 숙성되면서 만들어진 유기산이 체내 부패균의 생성을 막아 상대적으로 인체의 면역력을 높이는 효과가 있다.

콩을 발효한 된장은 백혈구의 양을 늘려 인체의 면역력을 높여준다. 브로콜리 속에 함유된 비타민C, 셀레늄, 설포라판 등은 활성산소 제거 및 항암 작용이 탁월하고, 노화되는 면역 체계를 회복시키는 역할을 하며, 버섯에는 베타글루칸이라는 면역 증강 성분이 풍부하다. 파프리카는 다양한 색만큼 비타민, 무기질과 파이토케미컬이 많이 함유되어 있다. 산삼, 인삼, 홍삼 등의 삼 종류 외에 도라지, 더덕, 녹차, 콩 등에 들어 있는 사포닌은 면역력 강화, 항산화 작용, 항암 작용 등의 효과가 있다.

비타민C가 많이 함유된 채소류는 모두 면역력을 증가시키며 사과, 블루베리, 시금치, 양상추, 양파를 많이 먹으면 이들 식품에 포함되어 있는 강력한 항산화 물질인 케르세틴이 독감 예방에 도움을 준다.

특정 음식을 섭취한다고 면역력이 크게 증가하거나 건강 상태가 유지되는 것은 아니다. 모든 영양소를 골고루 섭취하는 식습관에 손 씻기, 충분한 휴식, 규칙적인 운동, 스트레스 적게 받기 등이 어우러져야 우리 몸이 강력한 면역 기능을 발휘할 수 있음을 꼭 기억하자.

- 단백질과 비타민, 무기질의 충분한 섭취는 면역력을 높이는 데 필수적이다.
- 면역력을 높이기 위해 김치, 된장, 채소류, 삼류를 먹으면 매우 효과적이다.
- 적절한 식품 섭취에 바른 생활습관이 더해져야 튼튼한 면역력이 완성된다.

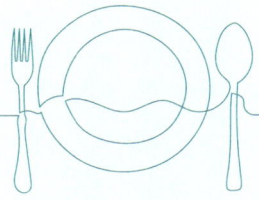

유행 식품

한동안 유명 여자 연예인이 즐겨 먹는 식품이라며 렌틸콩이 선풍적인 인기를 끌었다. 이러한 유행 식품으로는 아사이베리, 브라질너트, 아보카도 등을 꼽을 수 있다. 또 유명 연예인이 건강 프로그램의 패널로 나와 본인의 경험을 말하는 것을 마치 건강관리 방법의 정석인 것처럼 믿는 경우도 있다.

한 가지 사례다. 항암치료를 하는 환자가 치료 시작과 함께 식사를 잘 챙겨 먹으면서 암 치료에 좋다는 얘기를 듣고 '○○즙'을 꾸준히 섭취했다. 그런데 외래 예약일에 병원을 갔더니 간 수치가 높아 수치가 내려갈 때까지 치료를 연기해야 한다는 주치의의 설명을 듣고 속상해 했다고 한다. 대부분 가족과 지인들의 권유로 이런 식품들을 복용하는데, 항암치료를 받는 환자는 성분을 확실히 알 수 없는 식품이나 다른 약 등을 먹을 때 반드시 주치의와 상의하는 자세가 필요하다.

또 과일은 암 예방, 비타민과 항산화 성분의 섭취에 좋은 식품으로 알려져 있다. 하지만 콩팥 기능이 떨어진 환자에게 과일은 주의 식품 중 하나다.

같은 식품이라도 개인의 질병 및 영양 상태에 따라 좋은 식품이 될 수도 있고 나쁜 식품이 될 수도 있다. 따라서 몸에 좋다는 이야기를 무조건 맹신하기보다는 정확한 정보를 통해 본인의 건강에 맞는 식품을 선택하는 것이 현명하다.

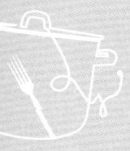

술안주와 영양

위를 보호하는 진짜 착한 안주는 없다

▽

S씨(31세)는 퇴근 후 시원한 캔맥주를 마시며
넷플릭스를 보는 것이 낙이다. 요리 솜씨도 있는 그녀는
유행하는 안주들을 척척 만들어 맥주와 함께 먹곤 했다.
그런데 최근 한 달 사이에 3kg이 쪘다.
다이어트를 위해 술과 안주를 모두 끊으려 했지만
스트레스를 많이 받은 날에는 도저히 참을 수가 없다.
결국 S씨는 대부분 고열량인 안주들 사이에서
그나마 건강한 안주 찾기에 나섰다.

코로나19로 인해 술 문화가 많이 바뀌고 있다. 집에서 혼자 또는 가족과 술을 즐기는 사람들이 증가한 것이다. 이에 따라 자신이 먹고 싶은 안주를 직접 만들어 먹는 이들도 늘고 있다. 그렇다면 어떤 안주를 선택해야 조금이라도 더 건강하게 먹을 수 있을까?

우리가 잘못 알고 있는 음주 관련 상식 중 하나는 기름기가 위 점막을 보호해준다고 생각해 일부러 기름진 안주를 선택하는 것이다. 알코올은 물이건 기름이건 모두 녹이는 성질을 가지고 있으므로 알코올 앞에서 기름기는 무용지물이다.

오히려 전이나 튀김처럼 지방이 많은 안주는 위장에 비교적 오래 머물러 악취를 유발하며, 지방 섭취로 인한 과잉 열량은 지방간의 원인이 된다.

따라서 술을 마시기에 이상적인 안주는 지방이 적고 단백질 성분을 많이 함유한 두부, 고기, 생선 등이다.

> 두부, 샐러드는 추천
> 찌개나 탕은 주의

고단백·저지방 식품인 두부는 한 끼 식사로 손색이 없고 위도 보호할 수 있어 술안주로는 그만이다. 두부김치의 두부는 기름을 두르지 않고 끓는 물에 살짝 데쳐내면 낮은 칼로리로 담백한 맛을 즐길 수 있다. 연두부와 무순에 간장소스를 활용한 샐러드는 연두부의 깔끔한 맛을 즐길 수 있다. 이 외에도 생선

회나 신선한 채소를 곁들인 회샐러드 또는 닭가슴살로 만든 치킨샐러드 등도 비교적 담백하게 즐길 수 있는 안주다.

소주를 먹을 때는 대부분 찌개나 탕 같은 안주를 선호한다. 그러나 음주 후에는 체내에 수분을 공급하기 위해 평소보다 더 많이 갈증이 나게 되며, 이때 소금이 많이 들어간 찌개나 탕의 국물을 안주로 먹으면 갈증이 더 심해진다. 따라서 물을 많이 마시게 되고 이로 인해 과도한 수분이 축적되면서 몸에 부담을 주는 결과를 초래하므로 좋지 않다.

과일은 조금만, 마른안주는 주의

과일은 술자리에서 부족하기 쉬운 비타민C를 보충해주고 다른 안주들에 비해 칼로리가 적은 편이어서 다이어트 중인 사람에게 추천할 만하다. 그러나 과일 중에서도 당분이 많은 종류가 있기 때문에 무조건 많이 먹는 것은 피해야 한다.

마른 오징어, 어포, 육포 등은 염분이 많고 딱딱하며 거칠어 술과 함께 먹을 경우 위 점막을 자극해 위궤양이나 위염 등을 초래할 수 있다. 또 너무 질긴 음식을 오래 씹을 경우 턱관절에도 좋지 않은 영향을 미친다.

모든 음식이 그렇듯 술 또한 적절한 양으로 가끔씩 먹는 것이 좋다. 우리나라의 경우 적절한 음주량으로 남성은 일주일에 8잔 이하, 여성은 4잔 이하를 권장하고 있다. 건강한 음주에는 대화가 가장 좋은 안주다. 술 권하기, 술잔 돌려 마시기, 폭탄주 등은 아무리 좋은 안주로도 막을 수 없는 건강 테러임을 잊지 말아야 한다.

- 가장 이상적인 안주는 지방이 적고 단백질 함량이 높은 두부, 고기, 생선 등이다.
- 찌개나 탕을 안주로 선택하면 심한 갈증을 일으켜 물을 많이 마시게 되고 몸에 수분이 과도하게 축적된다.
- 마른안주는 위를 자극하고 턱관절에 나쁜 영향을 미칠 수 있으므로 주의한다.

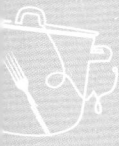

설날과 대보름 음식
선택과 집중이 필요한 순간

▽

언제나 체중에 신경 쓰는 F씨(35세)는
설날의 떡국과 대보름 나물 앞에서는
여지없이 무너지고 만다.
떡국을 워낙 좋아해 설날 즈음 며칠은
떡국만 먹기 때문이다. 그러다 대보름이 다가오고,
시어머니가 보내주신 대보름 나물을 보면
식물성이니 괜찮다 싶어 푸짐하게 먹곤 한다.
어느새 통통해진 얼굴을 매만지던 F씨(35세)는
문득 떡국과 나물의 칼로리가 궁금해졌다.

소고기를 이용한 떡국은 주로 사골을 우려내어 쓰는 경우가 많은데, 심장질환이나 당뇨병이 있는 사람은 사골로 인해 포화지방산과 콜레스테롤 섭취가 늘어날 수 있어 주의가 필요하다. 그렇다고 아예 먹지 말아야 한다고 생각하기보다는 먹는 횟수를 조절하는 것이 좋다.

> ### 맛있는 떡국,
> ### 문제는 과도한 탄수화물과 염분

이때 사골 대신 굴(또는 해물)을 이용해 떡국을 끓이면 색다른 맛을 느낄 수 있다. 굴은 비타민과 무기질 등이 풍부하며 다른 조개류에 비해 소화가 잘된다는 장점이 있다. 굴떡국을 끓일 때 멸치, 새우, 다시마 등을 우려낸 국물을 육수로 이용하면 굴떡국의 담백한 맛을 더욱 좋게 만들 수 있다.

당뇨병이나 비만 환자들이 떡국 섭취 시 주의할 점은 떡의 양이 많아지지 않도록 하는 것이다. 평소 먹는 밥의 양과 비교했을 때 결코 적은 양이 아니므로 떡국에 밥을 추가로 먹지 않도록 한다.

또한 반찬 섭취가 줄어 섬유소 섭취량이 감소할 수 있으므로 채소 반찬을 곁들이는 것을 권장한다. 나물, 생채 같은 채소 반찬을 먹으면 섬유소 섭취를 늘려 식후 혈당뿐 아니라 콜레스테롤과 중성지방 수치를 낮출 수 있다. 또 포만감을 주어 결과적으로 떡국의 양을 적게 먹을 수 있다는 이점이 있다.

혈압을 조절해야 하는 사람은 떡국의 국물 섭취가 많아지지 않도록 한다. 국물을 많이 먹으면 그 속에 들어 있는 염분을 자연스럽게 많이 섭취하게 되기 때문이다. 따라서 국물을 적게 먹고 곁들이는 반찬도 염분이 적은 새콤달콤한 종류를 섭취하는 것이 권장된다.

대보름 나물과 부럼, 조상의 지혜 담긴 건강식

대보름 밥상의 보약, 오곡밥에 숨은 건강 비결은 두엇일까? 오곡밥은 쌀, 보리, 조, 콩, 기장까지 5가지의 곡식을 넣고 지은 밥을 말한다. 여기에는 붉은 안토시안계의 각종 항암 성분과 어린이의 성장에 좋은 영양소가 많이 들어 있고, 비타민과 미네랄, 식이섬유가 풍부하다.

오곡밥에는 묵은 나물(진채)을 곁들여 먹는데, 가을에 호박고지, 박고지, 말린 가지, 말린 버섯, 고사리, 도라지, 시래기, 고구마순, 취나물, 토란대 등을 준비했다가 정월에 먹음으로써 원기를 돋우었다. 묵은 나물을 먹으면 그 해 여름에 더위를 먹지 않는다는 이야기가 있을 정도로, 묵은 나물에는 겨울철에 부족하기 쉬운 비타민과 미네랄, 식이섬유가 풍부하게 들어 있다. 묵은 나물에 많이 포함되어 있는 비타민A는 지용성 비타민이라 기름에 볶아야 제 맛과 향을 내고 영양소가 더 잘 흡수된다.

정월 대보름에 빠지지 않는 또 다른 음식은 알밤과 잣, 호두, 땅콩 등으로 이루어진 부럼이다. 견과류는 심혈관계 질환 개선과 예방에 도움을 주고 영양학적으로 많은 이점이 있어 한 해를 건강하게 보내자는 의미의 '부럼 깨기'는 조상들의 지혜가 돋보이는 풍속이다.

견과류에 들어 있는 불포화지방산은 영양적 가치는 높지만, 공기와 닿는 순간부터 산패가 진행되어 발암물질을 유발하기도 한다. 따라서 견과류를 보관할 때는 반드시 공기와 접촉하지 않도록 하고, 먹을 만큼만 소량씩 구입하는 것이 바람직하다.

- 떡국 국물은 사골 대신 굴이나 해물로 끓이면 색다른 맛을 느낄 수 있다.
- 떡국을 먹을 때 염분 섭취가 늘어나므로 국물을 많이 먹지 않도록 주의한다.
- 견과류는 먹을 만큼만 소량으로 구매한다.

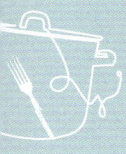

명절 식품 취급 요령
핵심은 적정 온도와 세척

▽

소문난 전 마니아인 P씨(33세).
신혼으로 아직 요리 초보를 벗어나지 못했지만,
시댁과 친정 모두 요리 솜씨가 뛰어난 덕분에
갖가지 전과 명절 음식들로 가득 찰 냉장고를
생각하니 기분이 좋았다. 하지만 지난 명절에
보관을 잘못했는지 금세 상해 결국 먹지도 못하고 버린
음식들을 생각하니 어떻게 해야
이 맛있는 것들을 오래 먹을 수 있을지 고민에 빠졌다.

반가운 친척들 얼굴도 보고 맛있는 음식도 많이 먹는 명절, 올바른 식품 사용으로 건강하고 행복한 시간을 준비해보자.

선도를 유지하는 똑똑한 보관

먼저 냉장이 필요 없는 식품(예 : 밀가루 같은 공산품)부터 시작해 과일·채소, 냉장·냉동식품, 육류, 어패류 순으로 장을 본다. 구입한 식품은 바로 냉장·냉동고에 넣고 달걀은 채소와 직접 닿지 않게 보관한다. 냉장고는 전체 용량의 70% 이하로 채울 것을 권장하는데, 꽉 차 있을 경우에는 냉기 순환이 잘 되지 않아 저온 유지가 어렵고 이로 인해 음식의 선도가 나빠질 수 있기 때문이다.

생선, 고기 등을 세척할 때는 채소처럼 익히지 않고 바로 섭취하는 식품에 물이 튀지 않도록 조심한다.

따뜻하게 먹을 음식은 60℃ 이상, 차갑게 먹을 음식은 5℃ 이하에서 보관한다. 명절 음식은 많은 양을 미리 조리해 보관하는 경우가 많으므로 2시간 내로 식혀 덮개를 덮은 뒤 냉장고에 보관한다.

귀성, 귀경길에 남은 음식과 음료수는 차가운 온도를 유지해 보관하고 운반한다. 식중독은 세균이나 바이러스가 번식하기 쉬운 고온 다습한 여름에 주로 발생하지만 겨울에도 완전히 자유롭기는 어렵다. 질병관리청의 자료에 따르면 겨울철 식중독은 노로바이러스에 의해 발생한다. 노로바이러스는 다양한 환경을 비롯해 영하 20℃의 조건에서도 장기간 생존이 가능하다. 또 사람과 사람 간에 전염성이 있으며, 소량만 섭취해도 식중독을 유발하는 것으로 알려져 있다.

노로바이러스 식중독 예방을 위해서는 손 씻기와 개인위생을 생활화해야 한다. 또 식품을 충분히 익혀서 먹고 물은 끓여 마신다. 조리기구는 세척 및 소독해서 사용하며 주변 환경을 청결히 유지하는 것도 중요하다.

맛있는 명절 음식과 함께 위생까지 생각한다면 가족 및 친지의 건강까지 챙기는 알찬 명절을 보낼 수 있을 것이다.

- 명절 준비 식재료나 명절 음식을 냉장고에 가득 채워 보관하면 선도가 떨어질 수 있어 주의가 필요하다.
- 조리한 명절 음식은 2시간 내로 식혀 덮개로 덮은 뒤 냉장고에 보관하는 것이 바람직하다.
- 명절에 남은 음식은 차가운 온도를 유지해 보관, 운반하고 노로바이러스 식중독 예방을 위해 개인위생에 신경을 쓴다.

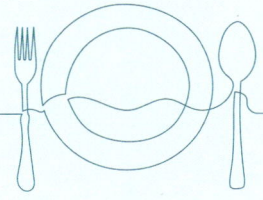

명절 음식의 문제점

설날에는 떡국, 추석에는 토란탕과 송편이 대표적인 음식이며 그 외에 갈비찜, 닭찜, 육전, 산적, 두부전, 동태전, 잡채, 식혜, 한과, 유과, 약과, 나물류, 약식 등이 명절에 먹는 음식이라 할 수 있다.

명절 음식의 공통점은 열량이 높다는 것이다. 대부분 조리 시 기름을 많이 사용하기 때문에 평상시보다 높은 열량을 섭취하게 된다. 육전, 산적, 두부전, 동태전, 잡채 등의 경우 식용유를 사용해 굽거나 볶고, 각종 나물 역시 참기름과 깨소금을 넉넉히 사용한다. 따라서 체중 조절 또는 혈당 관리를 하는 사람이라면 기름기가 적은 음식을 선택해 섭취량을 조절한다.

콜레스테롤 섭취 또한 증가하는데, 주로 갈비찜, 닭찜, 전, 마른 오징어, 달걀 등의 섭취와 관련이 있을 수 있다. 체중 조절이 필요하거나 이상지질혈증을 관리해야 하는 사람이라면 섭취량 조절이 요구된다.

명절에는 탄수화물 섭취가 증가한다. 대표적인 탄수화물 음식으로는 떡, 송편, 잡채, 밤, 대추, 곶감, 각종 과일, 약식 등이 있다. 이러한 음식들은 식후 혈당을 급격히 상승시키고 당뇨병이 있는 사람의 혈당 조절을 어렵게 할 수 있다. 특히 식혜, 한과, 유과, 약과처럼 흡수가 더욱 빠른 단순당이 함유된 식품은 섭취에 좀 더 주의가 필요하다.

그리고 단백질 섭취량도 늘어난다. 간성혼수의 우려가 있거나 만성 콩팥병이 있어 단백질 섭취량을 조절해야 하는 사람은 갈비찜, 닭찜, 동태전, 산적, 육전 등을 한 점씩만 섭취해도 단백질 권장량을 크게 초과할 수 있어 주의해야 한다.

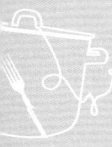

휴가지 음식
위생 지키고 칼로리 폭탄 피하고

▽

J씨(35세)는 휴가를 앞두고 맛집 검색에 바쁘다.
평소 식도락이 취미인 J씨의 휴가는 그야말로
종일 먹는 일정의 연속이다. 여기에 숙소에서
야식으로 먹을 라면까지 든든하게 챙겼다.
콜레스테롤 수치가 높아 평소 식사 조절이 필요하다는
건강검진 결과를 받은 지 한 달밖에 안 되었지만,
이때가 아니면 먹을 수 없다는 생각에
건강은 휴가 이후에 챙기기로 했다.

휴가지에서 음식을 직접 만들어 먹을 계획이라면 꼼꼼하게 준비할 필요가 있다. 우선 반조리 식품이나 재료 손질이 번거롭지 않은 것으로 아침, 점심, 저녁 식단을 간단하게 계획한다. 그다음, 필요한 재료와 조미료를 인원에 맞춰 먹을 분량만큼 준비한다. 육류나 생선 등은 휴가지에서 직접 구매하고 멸치볶음, 장아찌류, 볶은고추장 등은 미리 준비하는 것이 좋다. 채소나 과일은 씻어 물기를 완전히 제거한 뒤 1회 사용량씩 손질해 비닐 또는 용기에 담아서 가면 신선함을 유지할 수 있으며, 요리 시 번거로움을 덜 수 있다.

> 휴가 때 즐기는 야식
> 열량 조절에 신경 써야

피서지 인기 음식으로는 단연 삼겹살을 들 수 있다. 삼겹살의 지방 부위는 포화지방산으로 과다 섭취 시 비만이나 심혈관질환의 주범으로 지목되지만, 지방이 주는 고소함과 부드러움 때문에 그 유혹을 피하기가 어렵다.

안 먹을 수 없다면 먹는 빈도수를 줄이는 것이 방법이며 1회 섭취량을 조절하는 것이 바람직하다. 삼겹살만 즐기기보다는 기름이 조금 적은 등심과 목살 부위를 섞어 먹는 것도 좋은 방법이다. 쌈, 파절이, 마늘 등 여러 종류의 채소와 함께 먹거나 기름 부위를 일부 제거하고 먹는 것도 도움이 된다.

휴가를 다녀온 후 체중 조절에 실패하는 사람들이 많다. 이런 경우 야식이 한몫을 하는 것을 볼 수 있다. 체중 조절을 위해서는 야식을 섭취하지 않는 것이 답이겠지만, 피할 수 없다면 가급적 열량을 적게 섭취하는 방법을 선택하는 것이 좋다.

도움이 되는 몇 가지 팁을 제안하자면, 새콤달콤한 비빔국수가 생각날 때는 칼로리가 높은 고추장 대신 간장을 이용한다. 고추장은 1큰술에 33kcal, 간장은 1큰술에 10kcal의 열량을 내기 때문이다. 볶음 요리 시에는 기름 대신 물로 볶는 방법이 권장된다. 기름 1작은술의 칼로리는 45kcal로, 볶음 요리를 할 때 0kcal인 물을 1큰술씩 넣으면 칼로리가 줄어드는 것은 물론 팬에 들러붙지 않게 조리할 수 있고 요리가 부드럽게 익는다.

음주 시에는 물을 충분히 섭취해야

야식을 짜게 먹으면 음료수 등을 더 찾게 되면서 섭취 열량이 높아지고 다음 날 몸이 붓게 된다. 따라서 소금 섭취량을 줄이는 것이 좋다. 튀김이나 전 같은 요리보다는 채소를 듬뿍 넣어 무치거나 감자, 고구마, 옥수수, 단호박 등의 단일 식품을 그대로 찌거나 구워 먹는 것도 좋은 방법이다. 다만 감자나 고구마, 옥수수, 단호박 같은 식품은 당뇨병 환자의 혈당 조절을 어렵게 할 수 있고, 칼륨 함유량이 높아 만성 콩팥병이 있는 사람도 섭취에 주의가 필요하다.

여름에는 온도와 습도가 높아 땀을 많이 흘리면서 체내 수분과 전해질이 부족해지기 쉽다. 이때 더위를 식히려는 생각으로 술을 마시면 같은 양을 섭취해도 혈중 알코올 농도가 빠르게 높아져 금방 취할 수 있다. 또 알코올이 이뇨 작용을 일으켜 많은 수분과 미네랄, 전해질이 빠져나간다. 따라서 술을 마시기 전과 마시는 사이에 물을 마셔야 탈수를 방지할 수 있다. 그리고 채소나 과일 같은 안주를 곁들이고, 대화하면서 천천히 마시는 것이 바람직하다.

여름 휴가철에는 장염 비브리오 식중독을 막기 위해 어패류 등의 취급과 섭취에 주의가 더욱 필요하다. 장염 비브리오 식중독을 예방하려면 잘 익혀 먹는 것도 중요하지만, 어패류를 손질하는 각 단계마다 매번 칼과 도마를 수돗물로 깨끗이 세척해 사용해야 한다.

또 수산물 구입 시 아이스박스에 넣어 가급적 빨리 집으로 가져와 냉장(5℃ 이하) 또는 냉동(-18℃ 이하) 보관하고, 수돗물로 2~3회 깨끗이 씻어서 먹는다.

- 휴가지 야식으로 채소를 듬뿍 넣은 무침, 단일 식품을 그대로 찌거나 구워 먹는 것을 선택하면 체중 조절에 도움이 된다.
- 여름에 유행하는 장염 비브리오 식중독의 예방을 위해 어패류 취급과 조리 시 위생에 반드시 유의한다.

4부

식생활 트렌드, 알고 따라 하자

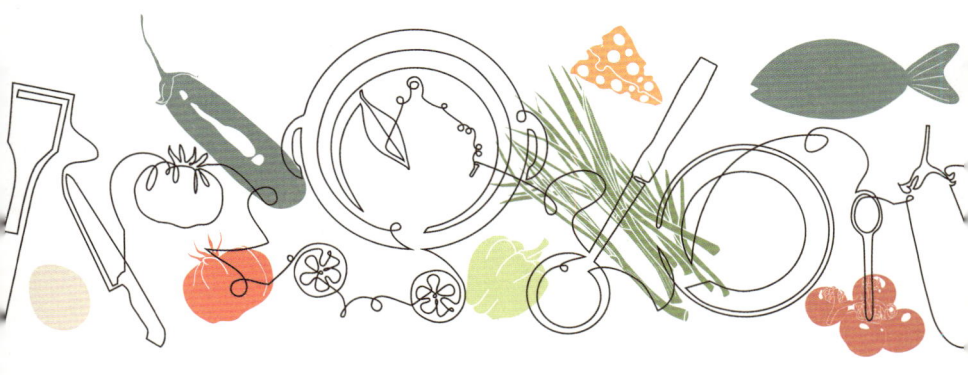

채식

운동 효과를 높이는 음식

뱃살 줄이는 식단

대시 다이어트

마크로비오틱

지중해식 식단

저탄수화물 고지방 식사

간헐적 단식

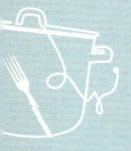

채식
영양 결핍 없어야 진짜 좋다!

▽

G씨(32세)는 최근 건강검진에서
콜레스테롤과 식후 혈당 수치가 높다는 진단을 받았다.
건강관리를 위해 채식을 해보기로 한 G씨는
식단 정보를 얻고자 인터넷 검색에 나섰다.
그런데 막연하게 샐러드만 먹을 수도 없고,
채식의 종류도 다양해서
어떤 것이 자신에게 맞는 방법인지
잘 알 수가 없었다.

건강에 대한 관심이 높아지면서 질병 예방을 위해 채식을 선택하는 사람들이 많아졌다. 또 종교나 신념상의 이유로 채식을 하는 사람들도 있다. 순수 채식만 하는 경우에는 곡류, 콩류, 채소, 과일 위주로 섭취하는데, 포화지방산의 섭취가 적고 식이섬유 섭취량이 많아 고콜레스테롤, 고중성지방혈증, 고혈압, 뇌졸중, 비만 등의 각종 성인병을 관리하기 위한 식사요법을 시행할 때도 사용된다. 채식을 하면 구체적으로 어떤 점이 좋을까?

각종 성인병과
암을 예방하는 채식

채식주의자는 베지테리언(vegetarian)이라고 하며, 보통 5종류로 나뉜다. 붉은 고기를 먹지 않고 닭고기는 먹는 세미 베지테리언(준채식주의자), 육식을 금하고 생선은 먹는 페스코(pesco), 육식을 하지 않고 우유와 달걀은 먹는 락토 오보(lacto-ovo), 육식과 달걀을 금하지만 우유를 먹는 락토(lacto), 완전히 채식만 하는 비건(vegan) 등이 있다.

여러 연구 결과, 채식주의자에게서 혈중 콜레스테롤 수치와 심혈관계 질환 발병률이 낮다고 보고되었다. 또 채식만 하는 비건과 우유 및 유제품까지 섭취하는 락토 오보 베지테리언들은 비(非)채식주의자에 비해 허혈성 심장질환으로 인한 사망 확률이 낮았다. 채식으로 인해 심혈관 질환의 위험 요인인 포화지방산의 섭취는 적고, 불포화지방산과 식이섬유의 섭취는 많기 때문이다.

당뇨병의 발생 위험 역시 낮은 것으로 나타났다. 붉은색 육류와 가공육 섭취는 당뇨병의 발생 위험을 높이지만, 식이섬유가 풍부한 채소, 전곡, 콩 등의 섭취는 혈당이 올라가는 것을 방지해 당뇨병 예방에 도움이 된다.

채식은 암 예방에도 좋다. 과일과 채소에 식물성 생리 활성물질인 섬유소와 항산화 영양소 등 항암 효과가 있는 성분들이 많이 들어 있기 때문이다. 따라서 채소와 과일을 규칙적으로 섭취하면 암의 발생 위험을 낮출 수 있다.

성장기 청소년, 임신부, 어르신에게는 나쁠 수 있다

하지만 채식이 언제나 좋은 것은 아니다. 연령이나 상황에 따른 필수 영양소를 충족할 수 없는 경우가 있기 때문이다. 급격히 성장하는 사춘기 청소년들은 충분한 열량과 단백질, 칼슘, 철분, 아연, 비타민D, 비타민B12 등이 필요한데, 채식으로는 이러한 영양소들을 제대로 섭취하지 못할 수 있다. 특히 충분한 열량이 공급되지 못하면 단백질이 몸의 성장 또는 새로운 세포를 만드는 일에 쓰이는 대신 열량 급원으로 쓰이게 되고, 이러한 열량 결핍은 성장과 뇌 기능의 저하를 가져온다. 완전한 단백질을 구성하는 동물성 식품에 비해 콩을 제외한 식물성 식품은 1-2개의 필수 아미노산이 부족한 불완전 단백질을 구성하므로, 성장을 위해서는 동물성 식품을 통해 필수 아미노산 급원을 섭취하는 것이 효과적이다.

임신부의 경우 섭취한 열량과 영양소가 태아의 신체 구성과 발달 및 성장, 태아의 출산 후 건강과 성장, 두뇌 발달에 영향을 미친다. 그러나 식물성 급원만으로는 철분, 칼슘, 비타민 등의 섭취와 흡수가 부족할 수 있다. 또 어르신의 경우 노화로 인해 대부분의 영양소가 잘 흡수되지 않는 상태에서 채식을 하면 영양소 흡수율이 더 떨어지므로 비타민D, 비타민B12 등의 보충이 필요할 수 있다.

영양소 결핍 문제 보완해야 건강한 채식

채식을 마음먹었다면 영양소 흡수 문제에 대해 생각해야 한다. 채식으로 섭취하는 영양소 중 어떤 무기질은 동물성 급원에서 섭취한 것보다 흡수율이 낮다. 예를 들어 채식으로 섭취한 철분은 살코기에 있는 철분보다 흡수율이 낮으며, 칼슘 역시 동물성 급원을 통해 섭취한 것보다 흡수율이 낮다. 또 시금치 같은 녹색 채소에 들어 있는 수산과 곡류에 들어 있는 섬유소와 피틴산은 칼슘과 아연 흡수를 방해한다.

이뿐만 아니라 영양소 결핍으로 인한 질병 발생 우려는 없는지도 고려해야 한다.

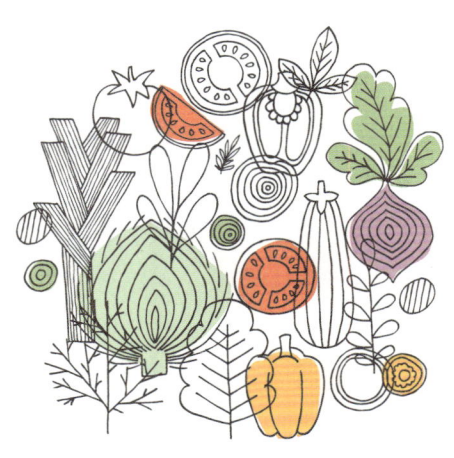

채식으로 결핍될 수 있는 대표적인 영양소는 비타민B12다. 비타민B12는 우리 몸에서 적혈구를 만드는 것을 도우며 세포, 신경계, 엽산 대사에 필요한 영양소다. 결핍 시에는 면역 기능을 손상시킬 수 있고, 악성 빈혈과 신경 손상을 일으킬 수 있으며, 엽산의 흡수를 막는다. 비타민B12의 대표적인 급원 식품은 육류와 육가공품, 생선, 닭, 달걀, 해산물, 어패류 등으로 동물성 식품에만 있다.

따라서 건강한 채식을 실천하기 위해서는 똑똑한 식품 선택이 필요하다. 다양한 전곡류와 콩류, 5가지 색깔(빨강, 노랑, 초록, 보라, 하양)의 채소를 매끼 2-3종류의 반찬으로 만들어 먹고, 매일 1-2회의 과일을 섭취하면 좋다. 여기에 생선을 주 2회 이상, 저지방 우유 및 유제품을 하루 1회 섭취하면 채식으로 부족할 수 있는 영양소를 보충할 수 있다.

다시 말해 어느 하나에 편중되는 것보다는 서로 균형을 이루는 것이 바람직하다. 우리는 육식을 통해 열량, 단백질, 무기질, 비타민을 충분히 공급받고, 채식으로 인해 부족해지기 쉬운 영양소를 상호 보완할 수 있다.

흔히 영양에 관심이 높은 사람들이 채식을 선택하는 경우가 많으며, 본인의 건강을 잘 관리하려는 마음이 채식의 주된 이유가 된다. 그러나 잘 계획되지 않은 극단적이고 장기적인 채식은 오히려 건강에 해가 될 수 있다. 따라서 질병 예방 및 관리를 위해 본인과 가족의 식습관을 채식으로 전환하려 한다면 반드시 전문가와 상의해 계획하는 것이 필요하다.

- 채식은 혈당과 혈중 콜레스테롤 수치를 낮춰주고 항암 효과가 높아 각종 성인병과 암 예방에 효과적이다.
- 성장기 청소년, 임신부, 어르신의 채식은 영양 결핍 문제를 일으킬 수 있으므로 주의한다.
- 한쪽으로 편중된 극단적 채식보다는 부족한 영양소를 보완하고 균형을 이루는 채식이 건강에 도움이 된다.

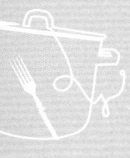

운동 효과를 높이는 음식
검은콩 Good! 달콤한 음료수 Bad!

▽

A씨(31세)는 다이어트를 목표로
운동을 시작하고 식단 관리에도 신경을 쓰고 있다.
매일 세 끼는 잘 조절하고 있는데 최근 고민이 생겼다.
운동 직후에 잘못 먹어 운동 효과가 떨어지면
헛수고일 것 같아서다.
어떤 음식을 먹어야 운동 효과를 최대로
끌어올릴 수 있을까?

운동할 때 식단 관리는 철저히 하지만 운동 효과를 증진시킬 수 있는 음식에 대해서는 모르는 사람들이 많다.

| 적절한 탄수화물과
| 양질의 단백질 섭취 필수

운동 효과를 높이는 음식 중에서 가장 중요한 것은 물, 즉 수분이다. 운동 중 갈증을 느낄 때면 이미 탈수가 진행된 상태이므로, 탈수 예방을 위해 목이 마르지 않더라도 물을 조금씩 여러 번 규칙적으로 나눠 마시는 것이 좋다. 평소에 물을 적당량 마셔두면 체내의 지방 연소 회로가 원활하게 작동해 결과적으로는 지방 연소에 도움이 된다.

탄산음료나 주스류는 포도당 비율이 높아 체내 수분 흡수율이 느리기 때문에 운동 중 갈증 해소에 크게 도움이 되지 않는다. **당분이 10% 이상 함유된 이온음료도 수분 흡수율을 저하시키고 당분 섭취량을 늘리므로, 혈당 관리나 체중 조절을 목적으로 운동하는 경우에는 바람직하지 않다.**

운동 시 사용하는 주된 에너지는 탄수화물이다. 따라서 운동 전에 적절한 탄수화물 섭취가 이루어지지 않으면 운동 중에 피곤함이 느껴지고 단백질이 연료로 사용되어 근육을 만들기가 힘들어진다. 또 장시간 운동을 하면 뇌에 필요한 에너지가 고갈되어 컨디션이 저하될 수 있다.

근육의 빠른 회복을 위해서는 양질의 단백질을 섭취하는 것

탈수 예방을 위해
목이 마르지 않더라도 물을 조금씩
여러 번 규칙적으로 나눠 마시는 것이 좋다.
평소에 물을 적당량 마셔두면
체내의 지방 연소 회로가 원활하게 작동해
결과적으로는 지방 연소에 도움이 된다.

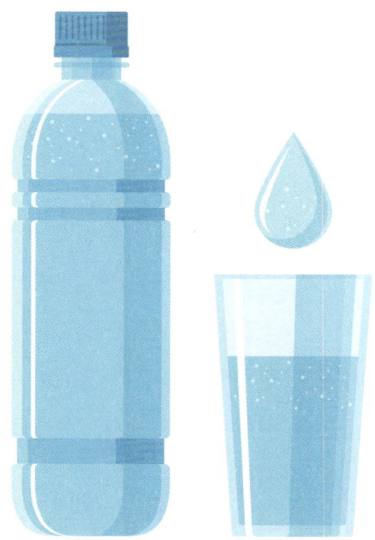

이 필요하다. 그러나 일반적으로 단백질 식품에는 포화지방산도 같이 포함되어 있으므로 식품을 선택할 때는 주의해야 한다. 닭가슴살, 검은콩 같은 식품을 섭취하는 것이 좋다. 특히 콩에 있는 대두 단백질을 가공해 만든 '대두 펩타이드'는 체내 흡수 속도가 빨라 손상된 근육 회복에 도움을 주므로 검은콩을 이용한 음식 섭취는 효과적이라고 하겠다.

당뇨병이 있는 경우, 적당한 단백질 섭취는 바람직하지만 과다한 단백질 섭취는 혈당 조절 및 합병증 관리를 어렵게 만들 수 있다. 또 만성 콩팥병이 있는 경우 단백질 섭취가 권장량에 비해 많으면 요독증으로 인한 문제가 생길 수 있으며, 너무 많은 검은콩 섭취는 인 조절을 어렵게 할 수 있다.

운동은 건강을 위해 하는 것이다. 건강관리를 위해서는 본인의 질병 상태를 잘 파악하고 자신에게 맞는 적절한 운동량과 식사 조절을 꾸준히 할 때 운동 효과가 증가된다는 것을 기억해야 한다.

- 운동 중 탈수 예방과 지방 연소를 돕기 위해서는 수분을 충분하게 섭취해야 한다.
- 운동 전에는 탄수화물을 적절히 섭취해야 운동 후의 피곤함과 컨디션 저하를 막을 수 있다.
- 근육의 빠른 회복을 위해 양질의 단백질이 필요하며, 특히 검은콩 섭취가 효과적이다.

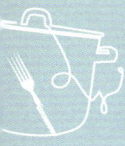

뱃살 줄이는 식단
섬유소 풍부한 밥상으로 뱃살 굿바이

▽

K씨(35세)는 주변으로부터
날씬하다는 소리를 들을 때마다
옷으로 잘 가린 거라고 대답한다.
겸손한 게 아니라 정말로 '마른 비만'이라
배만 많이 나와 헐렁한 상의로 가리는 것이다.
최근 건강검진에서 내장지방이 많아
뱃살을 빼야 한다는 조언을 들은 K씨.
뱃살을 빼려면 어떤 음식을 먹는 것이 좋을까?

최근 젊은 여성들이 날씬한 몸매를 가졌음에도 불구하고 내장비만이 많다는 보고가 전해지면서 내장비만에 대한 관심이 높아지고 있다. 또 다이어트를 열심히 해도 살이 가장 안 빠지는 부위 중 하나가 바로 뱃살이다. 물론 운동을 병행해야 하지만, 뱃살을 찌우는 음식과 식습관을 알아내 고친다면 뱃살을 좀 더 효과적으로 줄일 수 있을 것이다.

뱃살의 주범은 탄수화물

뱃살은 단백질과 지방의 양보다는 탄수화물의 종류와 양에 의해 결정된다. 우리 몸에 들어온 탄수화물은 소화 흡수의 과정을 거쳐 포도당으로 최종 분해되어 에너지원으로 사용되는데, 이때 남은 양이 다시 지방으로 변해 주로 복부에 저장된다.

따라서 설탕이 많이 들어간 초콜릿과 아이스크림, 쿠키, 빵 같은 단 음식의 섭취뿐 아니라 떡, 고구마, 감자, 밤, 과일, 그리고 식혜나 수정과와 같이 설탕이 많이 들어간 음료수 등 탄수화물을 많이 함유한 식품의 섭취에 주의해야 한다.

하지만 뇌는 활동 에너지로 포도당만 사용하기 때문에 정상적인 뇌 활동을 위해서는 탄수화물을 매일 최소 100g 이상 섭취해야 한다. 따라서 전혀 먹지 않는 것이 아니라 올바른 탄수화물 섭취 방법을 아는 것이 중요한데, 바로 느리게 소화되는 식품을 선택하는 것이다.

예를 들어 보리밥 한 공기와 쌀밥 한 공기는 칼로리 차이가 거의 없고 둘 다 탄수화물이 주성분이지만, 보리밥은 쌀밥보다 인슐린이라는 호르몬의 분비를 적게 자극한다.

인슐린 분비 자극을 적게 하는 탄수화물 식품이 체지방 축적을 천천히 하기 때문에 복부 비만을 방지하기 위해서는 쌀밥보다 보리밥이 권장되며 현미밥, 잡곡밥, 섬유질이 많은 채소 등이 함께 추천되는 식품이다.

또 당도가 높은 과일인 멜론, 파인애플, 망고 등을 피하고, 주스나 과일 통조림 같은 가공식품은 조리 과정에 설탕 함량이 늘어나므로 이 역시 주의한다. 열량이 높은 지방이 첨가된 머핀, 도넛, 치즈케이크 등도 당연히 섭취를 주의해야 하는 식품이다. 음료수 또한 가급적 순수한 물로 섭취한다. 그 외에 고칼로리의 푸짐한 식사, 탄산음료, 음주와 함께 즐기는 안주, 야식 등의 좋지 않은 식습관을 바꾸는 노력이 필요하다.

뱃살 걱정 없는 간식, 과일과 채소류

식사 사이 약간의 간식 섭취는 피로감을 예방하고 활력 있는 생활을 할 수 있게 해준다. 간식은 하루에 한두 번 정도 시간과 양을 정해놓고 먹는 것이 좋은데, 다른 일을 하면서 무심코 먹으면 섭취하는 간식의 양이 의외로 많아질 수 있기 때문이다. 또 야식을 먹을 때 과식은 금하고, 싱거우면서 소화가 잘되는 음식으로 허기진 배를 달래는 정도의 우유나 요구르트, 차 같은 식품을 선택하는 것이 좋다. 뱃살 걱정 없는 간식으로는 신선한 과일(토마토)과 채소류(당근스틱, 오이스틱), 페퍼민트차 같은 허브티가 권장된다.

섬유소는 포만감을 느끼게 해 상대적으로 음식을 덜 먹게 도와주며, 장의 연동운동이 활발해지도록 자극해 음식물이 장을 통과하는 시간을 단축시키고 영양소를 적게 흡수하게 한다.

주로 잡곡류, 해조류, 과일류, 채소류 등에 많이 들어 있는데, 만약 채소와 과일의 섭취가 부족하다면 아침에 부추나 상추, 양배추, 삶은 달걀 1개, 토마토로 샐러드를 만들어 먹으면 좋다.

이때 주의 사항은 마요네즈와 같은 고열량의 드레싱보다는 간장, 마늘, 식초, 올리브유를 넣어 만든 오리엔탈 드레싱 또는 플레인요구르트로 만든 드레싱을 사용하는 것이다. 그러나 섬유소만 너무 많이 먹으면 변비가 생길 가능성이 높으므로 충분한 물 섭취에도 신경을 써야 한다.

- 뱃살은 탄수화물의 종류와 양에 의해 결정된다.
- 현미밥이나 잡곡밥이 쌀밥보다 복부 비만 방지에 효과적인 식품이다.
- 뱃살 걱정 없는 간식으로는 토마토, 채소스틱, 허브티 등을 추천한다.

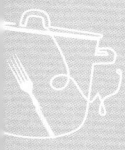
대시 다이어트
혈압 조절하는 똑똑한 식사요법

▽

G씨(34세)는 최근 병원을 찾았다가
고혈압 위험군에 속하니 주의가 필요하다는
소견을 받았다. 의사는 나이가 젊은 만큼
운동과 관리를 실천하면 효과가 있을 거라면서
G씨에게 '대시 다이어트'를 소개했다.
이미 여러 다이어트를 섭렵해온 G씨지만
생전 처음 듣는 다이어트법이라 고개를 갸우뚱하며
의사의 설명에 귀를 기울였다.

고혈압(高血壓)이란 문자 그대로 혈액이 동맥에 미치는 압력이 높다는 뜻이다. 활동량이 적고 스트레스가 많은 현대인들에게서 유병률이 높아지고 있는 질병으로, 그대로 두면 합병증으로 발전하거나 여러 장기에 치명적인 문제를 만들 수 있다. 따라서 계속적인 관리와 함께, 잘못된 생활습관을 개선해 건강한 삶을 유지하는 것이 필요하다. 혈압 조절을 위해 실천할 수 있는 생활습관의 교정으로는 체중 조절, 나트륨 섭취 줄이기, 대시 다이어트 실시 등이 있다. 이 중 다소 생소하게 느껴지는 대시 다이어트에 대해 알아보자.

> 복잡한 계산이 필요 없는
> 간편한 식사요법

대시(DASH, Dietary Approaches to Stop Hypertension) 다이어트는 혈압을 낮추는 식사요법을 줄인 약자로, '돌진하다'라는 뜻의 영어 동사이기도 하다. 미국 국립보건원에서 개발한 식사요법으로, 특정 영양소를 강조하기보다는 여러 영양소들이 골고루 포함된 식사를 통해 혈압을 낮추는 방법이다.

대시 다이어트는 식사요법을 할 때 계산할 필요가 없다. 즉 어떤 영양소를 몇 g 또는 몇 mg을 먹어야 하는지 정해 놓은 복잡하고 어려운 식사요법이 아니라, 일반인도 정상 혈압을 유지하기 위해 쉽게 따라할 수 있는 간편한 식사요법이다.

핵심은 영양소가 풍부한 식품을 골고루 섭취하고, 건강에 좋지 않은 식품의 섭취는 줄이는 식사요법을 꾸준히 지속하는 것이다.

먼저 곡류를 섭취할 때는 도정하지 않은 곡류(현미밥, 잡곡밥, 통밀빵, 호밀빵 등)인 복합 탄수화물을 선택한다. 그리고 간을 하지 않은 모든 신선한 채소를 섭취하고, 과일군 또한 모든 신선한 과일을 선택한다. 유제품은 저지방 또는 무지방이면서 설탕이 들어 있지 않은 우유와 요구르트, 치즈 등을 고른다.

어육류군은 껍질을 제거한 닭고기, 생선류 등을 적당히 섭취하며 소고기, 돼지고기 등의 붉은 살코기는 가급적 적게 섭취한다. 견과류는 소금이 첨가되지 않은 땅콩, 호두, 잣, 아몬드, 해바라기씨 등을 선택한다. 지방군의 경우는 식물성 기름, 마요네즈, 버터 등을 적게 사용한다. 마지막으로 설탕, 사탕, 젤리, 꿀, 설탕이 들어 있는 과자나 음료수는 가급적 적게 먹는 것이 권장된다.

한식에 적용하는
대시 다이어트

이를 우리나라 식사로 바꾸어서 생각해보자. 먼저 주식으로는 잡곡밥을 매끼 2/3-1공기 정도 섭취한다. 나물이나 생채소는 매끼 충분히 섭취하고 국이나 찌개는 채소 건더기 위주로 먹는다. 과일은 중간 크기의 사과 1개, 토마토는 큰 것으로

* 고혈압 환자를 위한 식사요법인 대시 다이어트의 구성

식품군	종류	권장 섭취량	급원 영양소
곡류군	도정하지 않은 곡류(현미밥, 잡곡밥, 통밀빵, 호밀빵 등)	충분히	복합 탄수화물 (전분, 섬유소)
채소군	간을 하지 않은 모든 신선한 채소	충분히	칼륨, 마그네슘, 섬유소
과일군	모든 신선한 과일	충분히	칼륨, 마그네슘, 섬유소
유제품	저지방 또는 무지방이면서 설탕이 들어 있지 않은 우유와 요구르트, 치즈	충분히	칼슘, 단백질
어육류군	껍질을 제거한 닭고기, 생선류	적당히	단백질, 마그네슘
	소고기, 돼지고기 등 붉은 살코기	적게	단백질, 마그네슘, 포화지방산, 콜레스테롤
견과류	소금이 첨가되지 않은 땅콩, 호두, 잣, 아몬드, 해바라기씨 등	적당히	불포화지방산, 마그네슘, 칼륨, 단백질
지방군	식물성 기름, 마요네즈, 버터 등	적게	불포화 또는 포화지방산
당류	설탕, 사탕, 젤리, 꿀, 설탕이 들어간 과자나 음료수	적게	단순 탄수화물(당류)

2개 정도 섭취하고, 통조림 과일은 당분과 나트륨이 많이 함유되어 있으므로 가급적 피한다.

유제품은 저지방이나 무지방 제품을 선택하고 칼슘 섭취를 위해 매일 우유 1컵 또는 요구르트 1컵의 섭취가 권장된다. 어육류군은 삼겹살, 갈비, 통조림 햄 등의 고지방 육류는 피하고, 생선 또는 껍질을 제거한 닭고기를 섭취한다. 그리고 두부가 좋은 단백질 급원 식품이 될 수 있다.

대시 다이어트

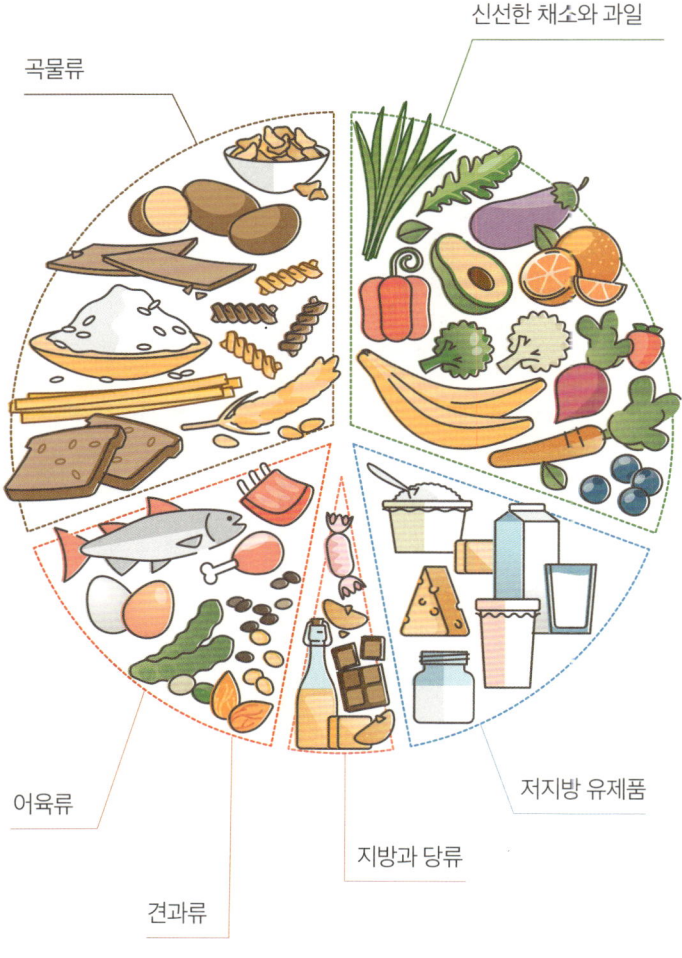

식탁의 정석

견과류는 소금이 조미되어 있지 않은 것을 선택하되, 지방 함량이 높아 과잉 섭취하면 열량이 많아지므로 체중 조절을 위해서는 섭취량에 주의한다. 식물성 기름은 사용해도 좋지만 조리 시 과도하게 사용하면 열량이 높아지므로 주의가 필요하다. 따라서 튀김이나 전, 볶음 등과 같은 조리 방법보다 삶거나 찌기 또는 굽는 방법이 좋다.

대시 다이어트는 여러 영양소를 골고루 섭취할 수 있는 건강한 식사요법으로, 이를 꾸준히 실천하면 혈압을 낮추는 것은 물론 자연스럽게 체중이 조절되는 효과가 있다.

또 변비 해소와 혈중 콜레스테롤 저하, 동맥경화 및 골다공증 등 각종 퇴행성 질환과 성인병 예방에도 큰 도움이 된다. 그러므로 고혈압인 사람은 물론, 고혈압이 아닌 사람도 건강을 위해 한번 도전해보자.

- 대시 다이어트는 특정 영양소를 강조하기보다는 여러 영양소를 골고루 섭취하는 방법으로 혈압을 조절한다.
- 영양소가 풍부한 식품을 충분히 섭취하고 건강에 좋지 않은 식품 섭취를 줄이는 식사요법을 꾸준히 실천하는 것이 핵심이다.
- 대시 다이어트는 혈압 조절과 체중 조절, 변비 해소, 콜레스테롤 저하와 각종 성인병 예방에 효과가 좋다.

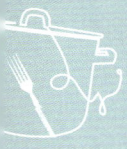

마크로비오틱
껍질부터 뿌리까지 자연 그대로 먹는다

▽

J씨(31세)는 할리우드 스타들이나 연예인의
다이어트에 관심이 많은 편이다.
최근 인터넷 기사를 보다가
할리우드 스타들과 국내 연예인들이
마크로비오틱이라는 방법으로
다이어트에 성공했다는 것을 알게 되었다.
식품을 자연 그대로 섭취하는 것이 원칙이라는데,
이게 과연 평소 식단에서 가능한 것일지
J씨는 궁금해졌다.

'마크로비오틱'이 건강식의 중요한 트렌드로 떠오르고 있다. 마크로비오틱(macrobiotic)이란 '크다', '생명', '방법' 등의 단어를 합성한 말로 '크고 위대한 생명을 담은 요리'라는 뜻이다. 일본 전통 식이요법에서 시작되었으며, 몸의 균형을 찾기 위해서는 음식이 지닌 에너지를 고스란히 섭취해야 한다는 것이 기본 취지다. 다시 말해 식품을 통째로 먹어야 그 식품이 가진 고유의 에너지를 온전히 섭취할 수 있다고 본다.

마돈나, 톰 크루즈, 니콜 키드먼과 같은 할리우드 스타와 빌 클린턴 전 미국 대통령 등 여러 유명 인사들이 마크로비오틱 음식 애호가로 알려져 있다.

가공이나 정제 없이 자연 그대로 먹는다

마크로비오틱은 식품을 가공, 정제하지 않고 자연 그대로 먹는 것이 원칙이며, 전통적인 방식으로 만든 조미료를 사용해 조리한다. 이러한 원칙에 따라 무농약, 친환경 농산물로 음식을 만들어 먹는다. 조리기구나 조리법도 전자레인지, 전기밥솥, 코팅팬 등은 피하고 압력솥, 찜통 등을 사용한다. 조리할 때는 재료를 여러 번 뒤적이거나 뒤집지 않고, 살짝 찌거나 삶는 방법을 선택한다.

빵에 하얀 밀가루와 설탕을 쓰지 않는 것도 식재료를 깎거나 버리지 않고 통째로 먹는다는 기본 원칙에 바탕을 둔 것이다. 흰 밀가루는 밀을 깎아낸 것이고 설탕은 사탕수수를 정제한 것이기 때문에 식품을 통째로 섭취한다는 기본 원칙에 맞지 않는다. 우유, 버터, 달걀, 초콜릿 등도 동물성 재료라는 이유로 사용하지 않고, 우유와 버터 대신 두유, 두부 등을 넣어 맛을 낸다. 디저트로 먹는 빵이나 케이크, 과자 등의 경우 지금까지 필수 요소로 여겨졌던 설탕, 흰 밀가루, 버터, 달걀노른자, 우유 등을 넣지 않고 만든다. 버터가 들어가지 않은 빵과 케이크는 아무래도 잘 부스러지기 때문에 이를 막기 위해 바나나, 마, 아보카도 등을 갈아서 넣기도 한다. 제철에 나는 각종 채소와 곡물을 껍질부터 뿌리까지 통째로 넣는 것도 마크로비오틱의 특징이다.

마크로비오틱 식단 구성법

마크로비오틱 식단은 평소 먹던 식품으로 구성할 수 있다. 우선 통곡물과 채소류를 중심으로 식단을 구성하는데. 이때 현미와 곡물이 주식이고 제철 채소와 과일, 해조류가 부식이 된다. 단백질 공급원으로는 어패류, 콩류 식품을 이용한다. 그리고 다시마, 표고버섯으로 천연조미료를 만들어 사용하고 된장, 간장 등의 전통 식품으로 간단하게 조리한다. 이런 방식에 맞춰 현미밥에 된장국, 김치, 채소 반찬, 콩, 견과류 등으로 밥상을 구성하면 된다.

또 마크로비오틱 원칙에 따라 흰 밀가루 대신 통밀가루를, 버터와 달걀 대신 두부를 사용한다. 우유 대신 두유를, 향신료 대신 막걸리를, 생크림 대신 콩비지와 요구르트를 선택한다. 초콜릿 대신 현미와 흑임자를, 설탕 대신 꿀 또는 메이플 시럽과 조청 등을 사용할 수 있다.

젤라틴 대신에 우뭇가사리(한천)를, 슈가파우더 대신 코코넛 가루 사용을 권장한다. 이렇게 버터, 우유, 달걀노른자 등의 재료를 빼면 동물성 지방과 콜레스테롤 섭취를 줄이는 이점이 있다. 다만 이로 인해 부족해지는 단백질과 무기질은 콩, 잡곡, 각종 제철 채소로 보충한다.

마크로비오틱은 둔해진 미각을 살리는 식사요법이다. 식품 자체의 맛을 느끼면서 음식을 섭취하며, 양념 또한 많이 하지 않고 천연의 맛을 이용해 먹기 때문이다. 집에서 식사할 때 또는 주말에라도 꾸준히 실천하거나 아이를 위해 간식을 만들 때 마크로비오틱 원칙을 적용한다면 우리 가족의 건강을 잘 지킬 수 있으리라 생각된다.

- 마크로비오틱은 가공이나 정제 없이 그대로 섭취하는 것이 원칙이다.
- 자연 그대로 먹거나, 살짝 찌거나 삶는 방법으로 조리한다.
- 단백질과 무기질 섭취가 부족할 수 있어 콩, 잡곡, 각종 제철 채소를 통해 보충한다.

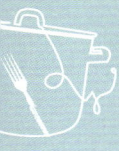

지중해식 식단
건강과 다이어트 성공하는 최고 식단

▽

K씨(33세)는 당뇨병 전 단계인 남편의 건강에
좋은 식단을 검색해보다가
'지중해식 식단'을 알게 되었다.
당뇨병뿐 아니라 심혈관 질환에 좋고
다이어트에도 효과가 좋은 최고의 식단이라는데,
이제 처음 접한 K씨는 이런 서구식 식단을
어떻게 적용해 남편의 식사를 만들어야 할지
고민에 빠졌다.

해마다 최고의 식단을 선정해 발표하는 미국의 시사 주간지 US 뉴스 앤 월드 리포트가 2019년 최고의 식단으로 지중해식 식단(Mediterranean diet)을 선정했다. 전 세계에서 가장 많이 실천하는 41가지 식단 중 단기 및 장기 체중 감량 효과, 일반인이 따라 하기 쉬운 방식, 영양학적 손실과 건강 이상 발생 여부, 당뇨병이나 심장병 같은 각종 질환에 미치는 긍정적 영향 등을 종합적으로 평가한 결과 1위를 차지한 것이다.

지중해식 식단을
시작하는 8단계

첫째, 채소를 많이 섭취한다. 둘째, 고기에 대한 생각을 바꾸고 가급적 적게 먹는다. 셋째, 유제품을 즐긴다. 그릭요거트 또는 플레인요거트를 먹고, 치즈는 다양한 맛을 먹되 적은 양을 섭취한다. 넷째, 오메가-3 지방산이 풍부한 등 푸른 생선과 새우, 조개류를 주 2회 섭취한다. 다섯째, 일주일에 한 번은 허브와 향신료로 풍미를 높인 콩, 통곡물 및 채소로 조리된 식사를 하며 점차 주 2회로 늘린다. 여섯째, 좋은 지방을 사용한다. 매일 식사에 엑스트라버진 올리브유, 견과류, 땅콩, 해바라기씨, 올리브, 아보카도 등의 건강한 지방을 포함한다. 일곱째, 정제된 것보다는 통곡물을 먹는다. 여덟째, 후식으로는 다양한 종류의 신선한 과일을 먹는다.

위와 같은 식사와 함께 남성의 경우 하루 1-2잔, 여성은 1잔의 레드 와인을 곁들이며 물도 충분히 섭취한다.

| 과일과 채소와 통곡물은 많이,
| 육류와 디저트류는 적게

그림(149쪽)과 함께 지중해식 식단의 특징을 살펴보면 피라미드 구조의 부피가 클수록 권장 소비량이 많다. 제일 아래 칸에 있는 각종 과일과 채소, 통곡물, 올리브유, 콩, 견과류, 씨앗류 등은 매 식사 시마다 섭취할 것을 권장한다. 그 위쪽 칸은 생선, 새우, 조개 등의 해산물로 일주일에 적어도 2회 이상 섭취하며 닭(가금류), 달걀, 치즈, 유제품 등은 하루 혹은 주별로 양을 제한해 섭취한다. 맨 위의 붉은색 육류, 디저트류는 자주 먹지 말아야 함을 의미한다.

| 식단과 더불어
| 라이프 스타일도 중요

지중해식 식단 그림에서 함께 생각해볼 것은 라이프 스타일이다. 가능하면 가족 또는 친구와 함께 식사를 하고, 식후에는 산책이나 자전거 타기와 같은 신체활동을 습관화하는 것이 중요하다. 오늘부터 나와 가족의 식탁을 세계 최고의 식단으로 만들어보는 것은 어떨까?

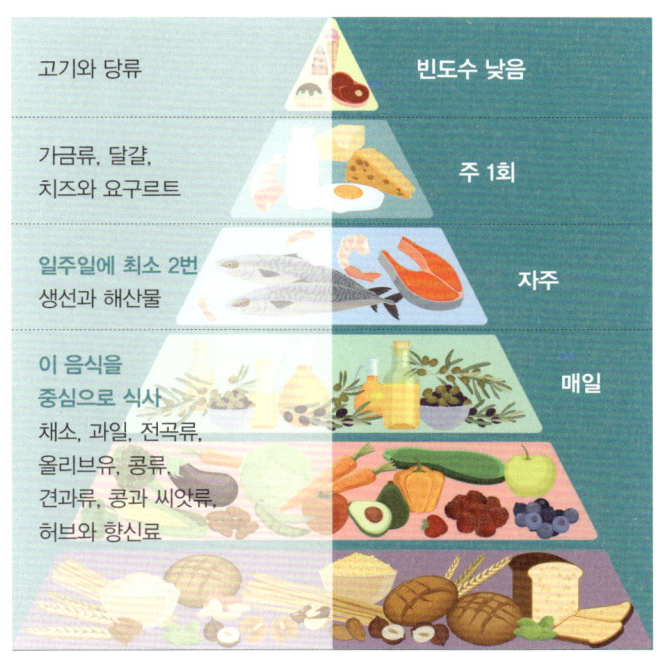

- 지중해식 식단은 체중 감량, 쉬운 방식, 고른 영양 섭취와 질병 예방까지 모두 잡은 최고의 식단이다.
- 채소와 과일과 통곡류는 많이, 붉은색 육류와 디저트류는 적게 먹는 것이 권장된다.
- 먹거리뿐 아니라 가족 또는 친구들과 함께하는 식사, 식후 신체활동의 습관화도 건강을 위해 필요하다.

저탄수화물 고지방 식사
체중 감량 위한 식사, 문제는 부작용

▽

비만인 시어머니가 저탄고지 식사법으로 2주 만에
2kg을 감량했다고 자랑하자, Q씨(38세)는 깜짝 놀랐다.
"어머니 당뇨 있으신데 그렇게 탄수화물 확 줄이면
저혈당 올 수 있지 않나요? 그리고
고지방 중심으로 드시다가 더 살찌면…."
조심스럽게 의견을 냈지만,
시어머니는 개의치 않는다는 듯 화제를 돌렸다.
Q씨는 걱정스러운 마음에 인터넷을 검색하기 시작했다.

수년 전부터 다이어터들에게 큰 인기를 끌고 있는 '저탄수화물 고지방 식사'는 아직 그 효과가 장기적으로 검증되지 않았다. 체중 조절을 위해서는 운동을 병행하면서 탄수화물, 단백질, 지방의 균형이 맞는 식단으로 칼로리 섭취를 줄여 꾸준히 지속하는 것이 가장 건강한 식사법이다.

탄수화물 극도로 줄이고, 지방 섭취 늘리고

우리나라의 식단은 성별, 연령, 개인에 따라 차이가 있지만 탄수화물 비중이 평균 65% 수준이다. 반면 저탄수화물 고지방 식사는 탄수화물을 전체 칼로리의 5-10% 정도로 줄이는 대신 지방을 70% 이상 늘리는 식사요법을 말한다.

이러한 저탄수화물 고지방 식사요법을 실행하면 체중 감량뿐만 아니라 혈당 조절, 지방간 개선, 중성지방 감소, HDL-콜레스테롤(좋은 콜레스테롤) 수치 상승에 효과적이라고 주장하는 이들이 있다.

실제로 저탄수화물 고지방 식사의 경우, 시행 초기 단기간에 체중 감량 효과가 크게 나타난다. 이러한 식사법이 조기 포만감을 유도해 식욕을 억제하며, 먹을 수 있는 식품 종류가 제한되면서 섭취량이 줄어들기 때문이다. 그러나 이 식사요법을 지속하는 것은 매우 어렵기 때문에 장기적으로 체중 감량 효과를 보기는 어렵다.

장기간 지속 시 영양학적 문제 발생

더 큰 문제는 저탄수화물 고지방 식사를 장기간 지속했을 때 영양학적으로 나쁜 결과를 초래할 수 있다는 점이다. 지방, 그중에서도 특히 포화지방산을 과다하게 섭취할 경우 LDL-콜레스테롤(나쁜 콜레스테롤) 수치가 증가하면서 심혈관 질환의 발생 위험이 높아진다. 또 이런 비율의 고지방 식사를 지속하면 다양한 음식 섭취가 어려워져 미량 영양소의 부족, 섬유소 섭취량 감소가 나타날 수 있다. 과도한 지방 섭취와 섬유소 섭취 감소는 결과적으로 장내 미생물의 변화와 함께 산화 스트레스를 일으켜 우리 몸에 염증 반응을 증가시킨다.

또 탄수화물 섭취를 극도로 제한하면 케톤산이 증가하는데, 이 때문에 우리 몸의 산성화를 막기 위해 근육과 뼈에 나쁜 영향을 줄 가능성이 높아진다. 뇌로 가는 포도당이 줄어들면서 집중력이 떨어지는 부작용 또한 우려된다. 그러므로 무조건 탄수화물 섭취를 줄이기보다는 설탕, 과당 등의 단순당 섭취를 줄이려는 노력과 함께 포화지방산의 섭취를 가급적 피하도록 한다.

식사요법을 실행하기에 앞서 나의 질병을 정확히 아는 것이 무엇보다 중요하다. 혈당 조절을 위해 약물을 사용하는 당뇨병 환자가 탄수화물 섭취를 줄이면 저혈당이 초래될 수 있고, 고콜레스테롤혈증이 있는 경우 포화지방산 섭취를 늘리면

LDL-콜레스테롤 수치가 올라갈 수 있다. 그러므로 고혈압, 당뇨병, 콩팥병, 심장질환 등이 있는 상태에서 저탄수화물 고지방 식사를 실행하고자 한다면 반드시 주치의와 상의하는 것이 필요하다.

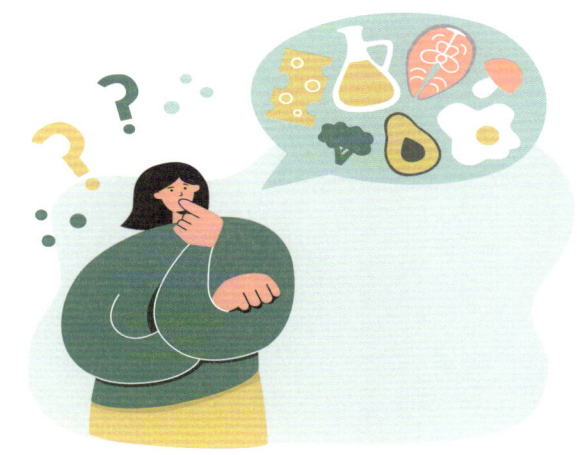

- 저탄수화물 고지방 식사요법은 장기적으로 체중 감량 효과를 보기는 어렵다.
- 포화지방산을 과다하게 섭취하면 LDL-콜레스테롤 수치가 증가해 심혈관 질환의 발생 위험이 높아진다.
- 탄수화물 섭취를 극도로 제한하면 근육과 뼈, 뇌에 나쁜 영향을 줄 수 있다.

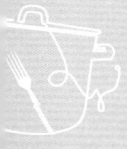

간헐적 단식
무조건 따라 하다 큰코다친다

▽

사람들에게 365일 다이어트를 한다고 말하는 Y씨(33세)는
이번에 새로운 다이어트에 도전하기로 했다.
그동안 단식원부터 한 가지 음식만 먹는 다이어트까지,
그녀는 안 해본 시도가 없었다.
매번 다이어트에 돌입해 서너 달 정도는 효과가 있었는데,
이후로는 도로 아미타불이었다.
하지만 왠지 이번에는 성공할 것 같은 예감이 들었다.
8시간은 마음껏 먹고, 16시간은 공복 상태로 있으면 된다니까
비교적 쉽다는 생각이 들었다. 과연 이번에는 성공할까?

최근 몇 년 사이 1일 1식과 같은 간헐적 단식이 체중 조절에 효과가 있을 뿐 아니라 노화, 당뇨병, 암 등의 발생을 줄일 수 있다고 서적이나 언론을 통해 많이 알려지면서 일반인과 당뇨인들 사이에서 관심도가 높아지고 있다. 간헐적 단식에 사람들이 관심을 갖게 된 계기는 일본 나구모 요시노리 박사가 쓴 〈공복이 사람을 건강하게 한다〉는 책이 우리나라에서 〈1일 1식〉이라는 제목으로 소개되면서부터다. 여러 방송인들도 1일 1식으로 건강을 유지하고 있다고 알려지면서 더욱 많은 사람들이 관심을 가진 것으로 생각된다.

간헐적 단식이 건강관리에 도움이 된다고 얘기하는 사람들은 배고픈 상태가 지속되었을 때 손상된 세포를 치유하는 시스템이 가동되기 때문에 노화 속도를 늦추고 여러 질병을 예방할 수 있다고 주장한다. 그럼 과연 간헐적 단식이 의학적으로 문제가 없는 것일까?

원하는 기간 단식으로
열량 섭취를 극히 제한

영양불량이 발생되지 않을 정도의 열량 섭취 제한이 최대 수명을 연장시킨다는 연구 결과들이 꾸준히 보고되고 있다. 설치류를 대상으로 초기에 시행된 연구에서 일생 동안 약 55-65%의 열량을 제한한 경우 정상 식이 섭취군에 비해 35-65% 정도의 평균 및 최대 수명 연장을 보여주었다. 이후로 시행된 영장류를 포함한 많은 동물실험에서 장기간의 열량 섭취 제한은 건강과 수명을 증진시키고 삶의 질을 향상시킬 수 있음이 증명되었다.

비만과 체중 증가가 당뇨병, 심혈관 질환, 치매, 암 사망률의 증가와 관련되어 있으며, 중등도의 체중 감량(체중의 5% 이상)이 이러한 질병들의 발생과 진행을 감소시킨다는 것은 잘 알려져 있다. 하지만 체중 감량 프로그램은 순응도 문제로 인해 실패하는 경우가 많다. 이런 이유 때문에 대안으로 제시되고 있는 것 중 하나가 간헐적 단식(intermittent fasting)으로, 열량 섭취 중간에 간헐적으로 심한 열량 제한을 하는 방법이다. 이 방법은 지속적인 섭취 제한보다는 일반적으로 순응도가 더 좋은 것으로 알려지고 있다.

건강과 수명 증진 효과, 과학적 근거가 부족하다

간헐적 단식은 다양한 기간 동안 단식을 하는 방법. 예를 들면 하루에 12시간이나 1-2끼 단식, 격일 또는 3일에 하루씩 단식 등을 모두 포함한다. 동물실험에서 간헐적 단식을 통해 대사 이상을 교정할 수 있다는 가능성이 제시됨으로써 최근에 관심을 받고 있다.

질병의 예방이나 수명에 대한 간헐적 단식의 효과는 주로 설치류 모델을 대상으로 3주 동안 격일로 단식을 하는 실험적인 프로토콜을 이용해 연구되었다. 이러한 연구들에서 간헐적 단식은 동등한 열량 섭취량을 보이는 지속적인 단식 방법과 비교해 인슐린 감수성, 인지기능, 심장 보호, 수명 등에서 비슷하거나 더 좋은 결과를 보여주었다. 다른 연구에서는 간헐적 단식이 열량 제한을 더 엄격하게 한 지속적인 단식과 비슷한 이점을 보여주기도 했다.

그러나 또 다른 생쥐 모델 대상 연구에서는 간헐적 단식이 오히려 비만과 당뇨병을 유발시켰고, 죽상경화증의 발생을 악화시켰다. 또 정상 생쥐 모델에서는 간헐적 단식이 효과적일지라도 유전적 고콜레스롤혈증의 경우에는 도움이 되지 않는다고 했으며, 체내 대사 에너지 상태에 따라서는 간헐적 단식이 도리어 해가 될 수 있다는 것을 보고했다.

사람을 대상으로 간헐적 단식의 효과를 관찰한 연구는 적으며, 사람에서는 식사 섭취 패턴의 장애와 제한하지 않는 기간 동안의 과식 같은 문제로 동물시험과는 다른 결과를 보일 수 있다.

30-45세의 여성 107명을 대상으로 25%의 열량을 제한하면서 간헐적 및 지속적 열량 제한을 비교한 연구에서는 간헐적 열량 제한이 체중 감소, 인슐린 감수성과 기타 건강 관련 지표들에서 지속적 열량 제한법과 비슷한 결과를 보여주었다. 이러한 결과는 간헐적 열량 제한에서 나타나는 임상적인 효과가 단식 방법의 차이가 아니라 열량 제한에 따른 것이라는 사실을 방증한다고 할 수 있다.

또 사람을 대상으로 한 간헐적 단식에 대한 대표적인 연구로는 라마단 단식을 들 수 있다. 전 세계 무슬림들은 라마단을 맞아 한 달 동안 금식에 들어가는데, 지평선에 여명이 비치기 시작할 때부터 해가 질 때까지 먹거나 마시지 않는 방법이다. 라마단 단식이 건강에 미치는 이득에 대한 역학적 연구 결과들을 보면 인슐린 감수성 개선, 죽상경화증 위험 감소, 산화 스트레스 및 염증 지표의 감소, 일부 사이토카인 수치 감소 등이 보고된 바 있다.

> 영양 불균형과 폭식,
> 장기적 체중 관리에 악영향

그럼, 간헐적 단식을 실시했을 때 어떤 문제점이 있을까?
첫째, 영양소의 불균형적 섭취로 영양불량과 대사 이상을 초래할 수 있다. 간헐적 단식을 통해 하루 한 끼, 약 600-800 칼로리의 식사량을 감량하면 당연히 체중은 감소할 수 있다. 하지만 이는 성인의 1일 권장량인 1,400-2,000칼로리에 크게 못 미치는 수준으로, 지속적으로 극단적인 저열량 식사를 할 경우 활동할 수 있는 에너지가 부족해지는 것은 물론이고 전해질, 비타민, 무기질 등의 결핍과 여러 영양소의 불균형으로 인해 대사 이상과 영양불량을 초래할 수 있다.
단백질은 최소 1일 50g 이상이 필요한데, 한 끼 식사만을 통해 그만큼의 단백질을 섭취하기는 어려우므로 이로 인해 면역기능 저하, 근육량 감소, 호르몬 결핍 등의 많은 문제를 유발할 수 있다. 또 장운동에 도움을 주고 필수영양소와 식이섬유의 중요한 공급원인 채소류의 섭취도 부족해지기 쉽고, 열량을 제한하면 기초대사량이 저하되어 장기적인 체중 관리에 오히려 부정적인 결과를 초래할 수 있다.

둘째, 폭식으로 이어질 수 있다. 식사요법은 평생을 두고 지속적으로 시행할 수 있어야 한다는 것이 기본 원칙이다. 그러나 하루에 한 끼만 먹으면 대개 폭식을 하기 쉽고, 배고픔을 참기 어려워 오래 지속하기도 쉽지 않다. 당장은 체중이 감소되는 것 같더라도 평생 지속하는 것은 어려우므로 어느 시점에서 중단하게 되면 그전보다도 체중이 더 증가하는 요요현상이 나타날 수 있다.

| 식사 횟수보다 중요한 건
식사량과 식단

결국 중요한 점은 적정한 체중을 유지할 수 있는 식사량과 건강한 식단을 구성하는 것이다. 즉, 간헐적 단식을 통한 1일 1식과 같은 식사 횟수가 중요한 것이 아니라는 것이다.

비만으로 인한 체중 관리가 필요한 경우 1일 1식 같은 간헐적 단식보다는 과도한 간식 섭취 등을 조절하면서 전체적인 열량 섭취를 줄이고, 일정량의 단백질이 포함된 균형 잡힌 식

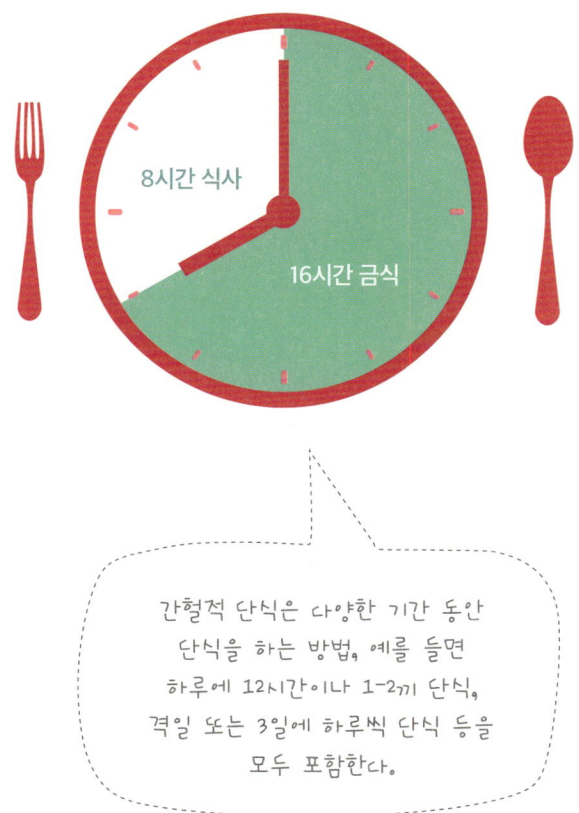

간헐적 단식은 다양한 기간 동안 단식을 하는 방법, 예를 들면 하루에 12시간이나 1-2끼 단식, 격일 또는 3일에 하루씩 단식 등을 모두 포함한다.

단을 통해 하루 세 끼 식사를 섭취하는 고전적인 방법이 가장 권장되는 식사요법이라고 할 수 있겠다.

만성 질병이 동반된 사람은 간헐적 단식처럼 과학적으로 입증되지 않고 위험할 수 있는 방법에 현혹되지 않도록 교육이 시행되어야 한다. 특히 당뇨병 환자는 저혈당의 발생 위험이 높아질 수 있고, 이로 인한 심각한 문제가 초래될 수 있으므로 주의한다.

방송, 신문, 잡지, 인터넷, 사회관계망(SNS) 등을 통해 근거가 확실하지 않은 민간요법이 만연하고 있는 이 시점에 의료인들은 정확한 정보를 주고 지속적으로 꾸준히 실천 가능한 식사요법을 선택하도록 독려하는 것이 필요하다.

- 간헐적 단식의 효과는 아직 과학적으로 입증되지 않았다.
- 간헐적 단식은 영양 불균형과 폭식 등의 부작용을 초래할 수 있으며, 장기적으로는 기초대사량이 저하되어 체중 관리를 어렵게 할 수 있다.
- 당뇨병 환자는 간헐적 단식을 하면 저혈당의 발생 위험이 높아질 수 있다.

5부

질병이 있다면 이렇게 먹자 Ⅰ

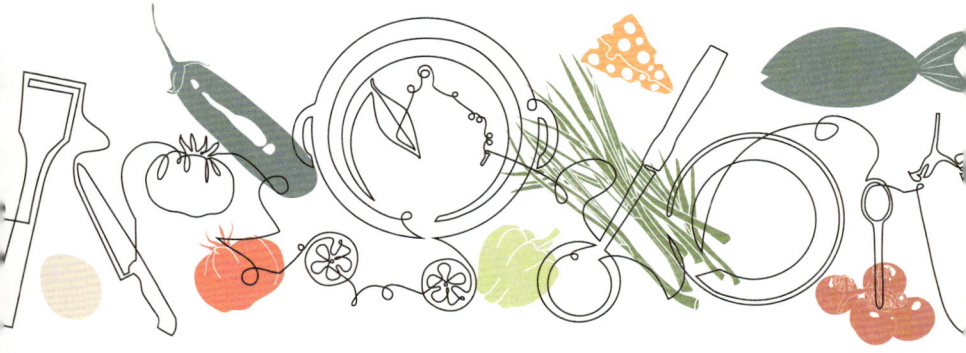

역류성 식도염
당뇨병
빈혈
비만
고혈압
이상지질혈증
지방간
염증성 장질환
변비

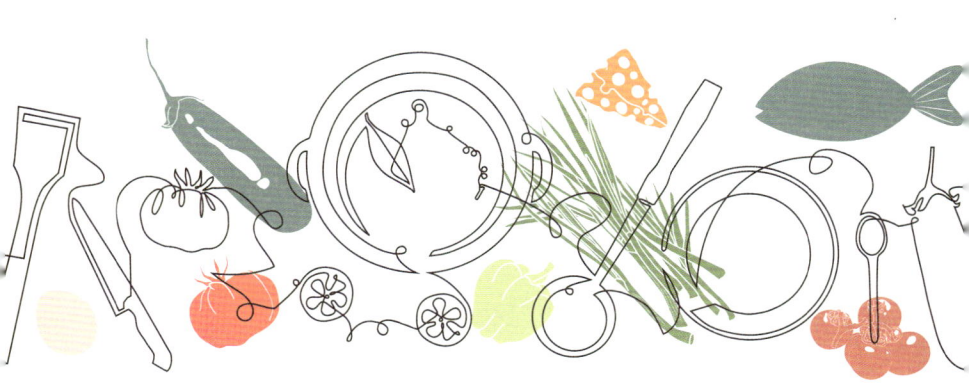

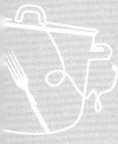

역류성 식도염
자극 없는 식사로 부드럽게

▽

P씨(33세)는 캔맥주와 함께 야식을 먹으며
좋아하는 예능 프로그램을 보는 것이 낙이다.
배가 적당히 불러올 때쯤 푹신한 쇼파에 몸을 기대고
웃다 보면 그날 받은 스트레스가 다 풀리는 것 같다.
그런데 어느 날부터 가슴 통증과 함께
마른기침이 계속 나와 병원을 찾았더니
역류성 식도염이라고 한다.

역류성 식도염은 위에 들어 있는 내용물이 식도로 역류하면서 식도 점막이 상하거나 궤양이 생기는 병이다. 생활습관과 밀접한 관련이 있는 질환이므로 치료를 위해서는 잘못된 습관을 개선하고 이를 꾸준히 유지하는 것이 중요하다.

비만이거나
과식, 야식 즐긴다면 위험

역류성 식도염은 서구화된 식습관에 의한 비만이 주된 원인으로 꼽힌다. 특히 복부 비만이 심한 경우에는 위를 압박해 위액이나 위 내용물이 식도로 역류하기 쉽다. 비만을 관리하려면 적절한 양의 건강한 음식을 섭취해 체중을 조절해야 한다. 또 감소된 체중을 유지할 수 있도록 운동을 병행하는 것이 필요하다. 그러나 고령의 비만 환자는 다이어트가 오히려 건강을 해칠 수 있으므로 주치의와 상의하는 것이 바람직하다.

과식은 위산 분비를 늘리고 위 내용물의 배출을 지연시켜 역류를 유발할 수 있으므로 식사는 소량씩 여러 번 나누어 먹는 것이 좋다. 야식도 역류성 식도염의 증상을 악화시킬 수 있어 주의가 필요하다. 따라서 자기 전 음식 섭취를 피하고 식사 후 적어도 2-3시간은 눕지 않는 것이 바람직하며, 식후에 가벼운 활동을 하거나 앉아서 휴식을 취하는 것이 좋다.

역류성 식도염은 잘못된 생활습관을 교정하고 생활환경이 개선될 때까지 약제를 장기간 사용할 수 있다. 생활습관이 교정되지 않으면 약을 끊었을 때 바로 증상이 재발하므로 약제 사용과 함께 잘못된 생활습관을 개선하는 것이 중요하다.

증상 악화시키는 음식 제한하되 영양 균형 고려해야

위와 식도 사이에 있는 괄약근의 압력이 줄어드는 문제가 생기면 역류가 잘 일어난다. 이처럼 괄약근의 압력을 줄여 역류를 일으킬 수 있는 식품으로는 기름진 음식, 술, 민트류, 초콜릿, 커피(카페인 없는 커피 포함) 등이 있다. 또 위산 분비를 증가시키는 식품에는 커피(카페인 없는 커피 포함), 술, 후추 등이 있다.
식도 역류 증상이 있는 경우 감귤류나 토마토주스를 먹으면 통증을 느낄 수 있는데, 이는 식도 점막의 염증 부위에 직접적인 자극을 주기 때문이다. 경우에 따라서는 양념이 강한 음식을 먹었을 때도 역류 증상이 나타날 수 있다. 양념 그 자체는 식도 점막이나 하부 식도 괄약근에 영향을 미치지 않지만, 주로 지방이 많거나 토마토가 포함된 음식에 양념을 강하게 사용하면 역류 증상이 생기기도 한다. 커피(카페인 없는 커피 포함)와 카페인 함유 식품도 상처가 있는 식도 점막을 자극해 식도 역류를 유발할 수 있다. 이처럼 개개인마다 증상이 나타나는 식품과 증상의 정도가 다르므로 이전에 소화불량이나 신트림 등의 증상을 유발한 음식은 피하는 것이 좋다.

역류성 식도염 증상을 악화시키기 쉬운 식품에는 음료류(콜라, 커피, 차, 코코아, 술), 우유 및 유제품, 기름이 많이 들어간 달걀프라이나 스크램블드 에그, 어육류(고기튀김, 베이컨, 소시지, 햄 등), 간식류(지방 함량이 많은 케이크나 과자, 튀김), 양념류 중에서는 후추 등이 있다.

이 외에 개인적으로 증상을 악화시키는 채소류(생양파, 생마늘 등의 매운 채소나 쑥갓 등 향이 강한 채소가 트림을 빈번히 유발시켜 제한하기도 함)는 식단에서 제외하며, 일상적인 조리에 들어가는 정도의 기름 섭취는 무방하다.

역류성 식도염은 쉽게 재발하는 질환 중 하나다. 증상이 좋아지면 약 복용을 중단하거나 다시 잘못된 생활습관으로 돌아가고 이로 인해 증상 개선과 악화가 반복되기도 한다. 따라서 증상이 좋아지더라도 재발 방지와 예방을 위해 올바른 식습관과 생활습관을 계속 지켜나가는 노력이 필요하다.

- 역류성 식도염 치료를 위해서는 식습관과 생활습관 개선이 중요하다.
- 체중을 조절하고 과식과 야식을 피해야 역류 증상을 줄일 수 있다.
- 재발 방지와 예방을 위해 올바른 식습관과 생활습관을 지켜나가는 노력이 필요하다.

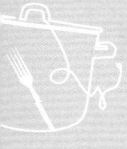

당뇨병
혈당 조절에는 귀한 잡곡밥

▽

J씨(35세)는 지금까지 당뇨병은
중년의 병이라고 생각해왔지만 최근 건강검진에서
높은 혈당으로 당뇨병 판정을 받았다.
젊은 나이에 당뇨병 환자가 되었다는 사실에
충격을 받은 J씨에게 의사는 더 충격적인 소식을 전했다.
"빵 좋아하신다고 하셨죠?
그것부터 끊으셔야 해요."

당뇨병 환자의 건강관리에서 식사요법은 매우 중요하다. 당뇨병 식사요법의 목표는 혈당과 혈중 지질, 혈압 등을 정상 수준으로 유지해 합병증을 예방함으로써 건강한 삶을 유지하고 정상적인 생활을 할 수 있도록 돕는 것이다.

> 적절한 열량을 규칙적으로 먹고
> 탄수화물은 제한

당뇨병에 좋거나 혹은 당뇨병을 치료하는 특별한 음식은 없다. 특정 식사법이 필요한 것이 아니라 대부분의 성인이 건강을 위해 섭취하는 식사 방법과 동일하며, 자신에게 알맞은 양을 골고루 그리고 제때에 시간 맞춰 먹는 것이 중요하다.

즉 특정 식품의 섭취나 제한보다는 섭취하는 음식의 양과 종류를 조절함으로써 자신에게 맞는 건강식을 계획하고 실천하는 것이다. 이러한 식사요법을 통해 식습관과 생활습관을 올바르게 바꾸어 고혈당, 이상지질혈증 등의 대사 이상을 교정하면 합병증을 예방하고 좋은 영양 상태를 유지할 수 있다.

당뇨병 식사요법의 첫째는 적절한 열량 섭취와 규칙적인 식사다. 매끼 시간을 지켜 비슷한 양으로 식사를 하면 혈당을 비교적 일정하게 유지할 수 있다. 따라서 본인에게 알맞은 양의 식사를 하고, 특히 탄수화물 함량이 높은 식품(곡류, 과일 등)의 섭취량을 조절하는 것이 중요하다.

설탕이나 꿀 등의 단순당은 농축된 열량원으로 소화 흡수가 빨라 혈당 상승을 촉진시키므로 섭취에 주의한다. 반면 섬유소는 혈당을 천천히 올라가게 해주고 혈중 지방의 농도를 낮추기 때문에 혈당 조절과 심장순환계 질환 예방에 도움이 된다. 주식을 쌀밥보다는 잡곡밥, 현미밥으로 선택하고 매끼 채소류, 해조류 등의 반찬을 2-3가지 먹으면 섬유소를 충분하게 섭취할 수 있다.

포화지방산(버터, 크림 등의 동물성 기름)과 콜레스테롤은 심혈관계 질환의 위험을 증가시키므로 가급적 불포화지방산(식용유, 참기름, 들기름, 올리브유, 견과류 등의 식물성 기름) 위주로 먹고 콜레스테롤 섭취를 제한한다. 과다한 소금 섭취는 혈압을 상승시킬 수 있으므로 싱겁게 먹는 습관을 기른다. 술은 영양소가 없으면서 열량을 많이 내므로 피하는 것이 좋다.

남기는 것이 좋다

당뇨병 식사요법을 실행할 때 가장 어려워하는 것이 외식이다. 외식 때 먹는 음식은 설탕과 기름을 많이 사용해 고열량이며, 영양적으로 불균형하고 소금을 과잉 섭취할 수 있다. 그러므로 다양한 식품이 포함되어 영양의 균형을 유지할 수 있고 채소류를 많이 섭취할 수 있는 메뉴를 고른다. 중식, 피자, 치킨, 삼겹살, 갈비 등 기름기가 많은 음식보다는 기름기가 적은 살코기를 선택하고 단 음식, 짜거나 자극적인 음식, 사용한 재료와 양이 불분명한 음식은 선택하지 않도록 한다. 된장국의 국물, 장아찌, 염분이나 기름이 함유되어 있는 면류의 국물은 남긴다.

한식을 섭취할 때는 밥양을 평소 먹는 만큼 조절하고 다양한 반찬과 함께 식사한다. 일식은 열량과 지방이 많은 튀김류나 단 음식 섭취에 주의하고, 초밥은 꼭꼭 뭉친 밥이므로 1인분의 밥양을 고려해야 한다.

중식은 지방과 염분이 많이 들어 있어 자주 이용하지 않는 것이 좋다. 양식은 대부분 기름을 이용해 요리하므로 열량이 높다. 크림수프보다는 채소수프를 선택하고, 샐러드는 저열량 소스를 이용하되 음식에 끼얹어 먹기보다는 따로 찍어 먹어 열량 섭취를 최대한 줄인다. 곁들여 먹는 빵, 감자튀김, 고구마 등도 본인의 허용량에 맞춰 섭취를 조절한다.

- 당뇨병 식사요법은 알맞은 양의 식사를 균형 있게, 제때에 하는 것이다.
- 탄수화물과 포화지방산, 염분의 과도한 섭취에 주의한다.
- 외식을 할 경우 1인분의 양을 조금 남기고 채소를 넉넉히 먹는다.

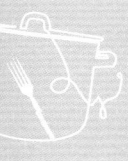
빈혈
식사 후 커피 한 잔이 나쁜 습관인 이유

▽

A씨(30세)는 친구와의 여행에서
'인생 사진'을 남기려고 다이어트에 돌입했다.
꼭 입고 싶은 옷이 있어 하루 1끼만 먹으며 버티던 중,
수시로 두통과 어지럼증이 찾아와 결국 병원을 찾았고
과도한 다이어트로 인한 빈혈이라는
이야기를 들었다.

빈혈이란 혈액 내의 적혈구 수와 혈색소 농도 및 혈구의 용적이 정상인에 비해 감소되어 혈액이 정상보다 묽어져 있는 상태를 말한다. 적혈구는 헤모글로빈이라는 단백질을 함유하고 있는데, 헤모글로빈 생성에는 철분과 단백질 그리고 여러 종류의 비타민이 필요하며 이 중 어느 한 가지가 부족하면 빈혈이 발생할 수 있다.

> 제때에 철분과 단백질
> 충분히 섭취해야

빈혈은 채식 위주의 식생활을 하거나 체중을 단기간에 감량하려고 식사량을 과도하게 줄인 경우 또는 불규칙한 식습관을 가진 사람에게서 흔히 나타난다. 간식 섭취량이 많아 상대적으로 식사 섭취가 적거나 편식하는 습관, 아침을 거르는 결식 등으로 인해 영양의 균형이 깨졌을 때도 빈혈이 생길 수 있다. 빈혈이 있을 때 중요한 식사요법 중 하나는 식사를 제때에 골고루 먹는 것이다. 혈액을 만드는 일에는 거의 모든 영양소가 관여하기 때문에 골고루 균형 잡힌 식사의 섭취가 중요하다.

그리고 철분이 많이 함유된 식품을 먹어야 한다. 철분은 흡수율이 낮은 영양소로 급원 식품에 따라 흡수율에 차이가 있다. 동물성 단백질 식품의 철분은 대략 10-30% 정도 흡수되고 채소류의 철분은 2-10% 정도 흡수된다. 따라서 곡류와 채소보다 고기, 생선, 달걀 등 동물성 식품의 섭취 비중을 높이는 것이 권장된다. 철분이 많이 들어 있는 식품으로는 붉은 살코기, 닭고기 같은 가금류, 생선, 굴, 깻잎 등이 있다.

철분은 위가 비어 있을 때 가장 흡수가 잘되므로 식사 후 2시간 이상 지난 뒤에 섭취하는 것을 권장한다. 하지만 복용 후 메스꺼움, 상복부 불편감, 복부 팽만감, 속쓰림, 설사, 변비 등의 증세가 심할 때는 약을 식후에 바로 먹거나 필요한 양을 하루에 3회 이상 나누어 복용하는 방법을 고려할 수 있으므로 먼저 주치의와 상의하는 것이 필요하다.

철분 흡수율 높이고
조혈 작용 돕는 식사

아울러 단백질 함유 식품의 섭취를 권장한다. 양질의 단백질 식품은 철분 흡수율 증가에 도움을 주므로 고기, 생선, 달걀 등을 섭취한다. 비타민B12와 엽산은 적아구 세포가 적혈구로 성숙되는 데 필요한 영양소이므로 충분히 섭취해야 한다. 비타민B12는 간, 어패류, 소고기, 달걀, 우유 및 유제품에, 엽산은 간과 효모, 육류와 달걀, 시금치, 근대 등 푸른색 채소류에 많이 들어 있다. 비타민C는 십이지장에서 철 흡수를 도와주므로 비타민C가 많이 함유된 감귤류, 딸기 등의 과일이나 신선한 채소를 매일 섭취한다.

빈혈이 있는 경우 식사 도중이나 식후 1시간 이내에는 커피 또는 차, 청량음료를 마시지 않는다. 커피, 녹차, 홍차 등에 함유된 탄닌이라는 물질이 철분과 결합해 흡수를 방해하기 때문이다. 술은 혈액을 만들 때 필요한 엽산과 비타민B12의 흡수를 방해하므로 가급적 피하는 것이 좋다.
흔히 빈혈에 간이 좋다는 이야기를 많이 듣게 되는데, 앞서 살펴본 것과 같이 빈혈에 좋은 영양소들을 공통적으로 함유하고 있는 식품이 간이다. 하지만 특유의 냄새가 있어 먹기가 쉽지 않다. 간을 요리할 때는 깨끗한 물에 씻은 후 우유에 담가두었다가 파, 마늘, 생강과 삶고 통후추와 함께 조리하면 냄새가 덜 나고 섭취가 한결 수월하다. 가장 쉽게 접할 수 있는 간 요리는 순대와 함께 먹는 것이다. 그 외에 간전, 간꼬치, 간에 빵가루를 묻혀 튀긴 간커틀릿, 간을 다른 고기와 함께 섞어서 완자, 햄버거 등으로도 만들어 먹을 수 있다.

- 불규칙한 식습관, 영양 불균형이 빈혈의 주된 원인이다.
- 양질의 단백질과 비타민B12, 엽산, 비타민C가 풍부한 식품을 섭취한다.
- 철분은 공복 섭취가 권장되나 소화기 증상이 나타난다면 주치의와 상의한다.

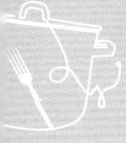

비만
평범한 밥상 원칙 지키면 감량 성공

▽

P씨(32세) 부부는 친구들에게
혹시 임신한 것 아니냐는 농담을 들을 정도로
심한 복부 비만이다.
두 사람 다 먹는 걸 좋아해 그간 마음만 맞으면
야식과 외식을 감행한 탓이다.
최근 임신 준비를 위해 병원을 찾은 P씨 부부에게
의사는 건강한 임신과 출산을 위해서는
비만부터 치료해야 한다고 조언했다.

비만은 그 자체로도 삶의 질을 크게 떨어뜨리지만 각종 합병증이 더 큰 문제가 되며 심장병, 뇌졸중, 제2형 당뇨병, 암 등 여러 심각한 질병의 원인 질환으로 작용한다. 따라서 이러한 비만의 예방과 관리를 위해서는 적절한 체중 조절 목표를 계획하고, 이를 위한 식사요법과 운동요법을 실천하며 생활습관을 개선해야 한다.

> 과다한 지방과
> 탄수화물 섭취 제한

체중을 관리하려면 먼저 열량 섭취를 제한하고 과식하지 않아야 한다. 그러므로 본인에게 적절한 열량을 섭취하는 것이 중요하다. 또 야식을 먹지 않고 하루 세 끼 식사를 규칙적으로 하고 음식을 천천히 먹는 습관이 권장된다.

과다한 지방 섭취가 열량 섭취를 높일 수 있으므로 지방을 적게 먹을 수 있는 조리 방법을 사용한다. 고기에 붙어 있는 지방은 조리 전에 제거하고, 튀김이나 전보다는 구이나 삶는 조리법을 선택한다.

채소의 경우 볶음보다는 삶거나 데치는 방법을 쓰거나 나물로 만들어 먹는다. 샐러드는 기름을 넣어 만든 소스보다는 식초, 겨자 등을 이용해 만든 소스를 선택하면 열량을 적게 섭취할 수 있다.

탄수화물은 과잉 섭취하면 열량이 필요 이상 늘어나 중성지방 합성을 증가시킬 수 있으므로 식사 외에 탄수화물이 함유된 간식, 음료, 과일을 먹는 것에 주의한다.

음주 제한하고
운동 생활화

열량 제한에 따른 체단백 손실을 최소화하고 단백질 부족을 방지하기 위해 살코기, 생선, 두부, 달걀 등의 섭취를 권장한다. 또 비타민과 무기질 섭취가 부족하지 않도록 채소, 과일을 먹는다. 단, 채소와 과일을 주스로 만들어 먹을 때 당분을 추가하면 열량 섭취가 많아질 수 있으므로 주의한다.

지나친 음주는 열량 섭취를 증가시킨다. 따라서 음주 횟수와 음주량을 제한하고 1회 섭취량이 1-2잔을 넘지 않도록 한다.

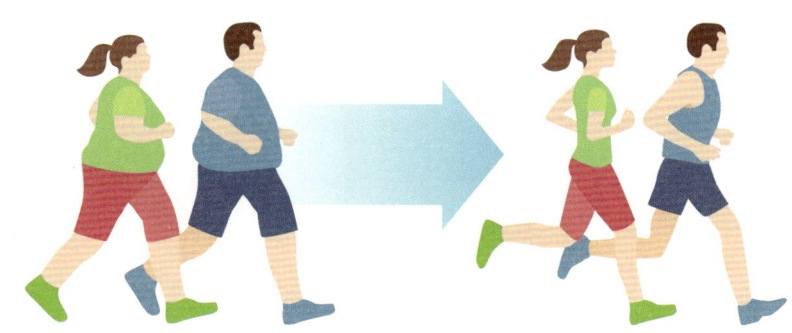

적절한 운동은 에너지를 소모시켜 불필요한 체내 지방을 줄여주고 체중 조절에 도움이 된다. 운동이 어렵다면 일상생활에서 활동을 증가시키는 방법을 활용하면 좋다. 엘리베이터 이용 대신 계단 오르기, 출퇴근 시 빠르게 걷기 등이 활동을 증가시키는 방법의 예다.

- 적절한 체중 목표를 계획하고 이를 위한 식사요법과 운동요법을 실천해야 한다.
- 과다한 지방과 탄수화물 섭취는 제한한다.
- 음주 횟수와 음주량을 줄인다.

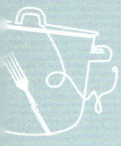

고혈압
염분, 당분, 지방 줄이고 운동 늘리고

▽

N씨(36세)는 최근 남편이 건강검진에서
고혈압 판정을 받아 마음이 심란하다.
남편과 주말마다 함께 등산을 했기 때문에
건강에 문제가 있을 거라고는 생각도 하지 못했다.
의사는 혈압약을 처방하면서 지금보다
운동 시간과 횟수를 더 늘리고
식습관을 바꿀 것을 권했다.

혈압이 높은 상태를 뜻하는 고혈압은 평소에는 증상이 없다가 뇌졸중, 뇌경색, 뇌출혈 등의 심각한 합병증을 일으키며 심장질환, 신부전까지 유발할 수 있다. 고혈압은 나이가 들수록 증가하고 가족력, 비만, 식습관, 음주, 운동 부족 등 다양한 요인과 연관된다. 이러한 요인들 중 비만과 식습관은 식사요법을 통해 개선이 가능하다.

체중 조절, 싱겁게 먹는 습관은 필수!

비만인 사람은 그렇지 않은 사람에 비해 고혈압 발생 위험이 5배가량 높다. 하지만 체중의 10%를 감량하면 혈압을 5-20mmHg 정도 줄일 수 있다. 따라서 비만인 사람이 혈압을 조절하려면 체중 감량이 필수다. 식사량을 조절하고 당분과 지방이 많은 음식의 섭취에 주의하면 체중을 효과적으로 감량할 수 있다.

염분 중 나트륨이라는 성분은 체액 균형에 도움을 주는 무기질로, 수분을 보유하려는 성질을 갖고 있다. 이 때문에 염분을 과다하게 섭취하면 혈압이 상승하고 고혈압, 부종 및 심장질환을 초래할 수 있다.

따라서 저염식을 실행하는 것만으로도 혈압 강하 효과를 기대할 수 있으며, 혈압 조절을 위해서는 저염식을 꾸준히 지속하는 것이 필요하다.

음식을 싱겁게 먹으려면 국이나 찌개의 국물을 많이 먹지 않고 젓갈, 장아찌 등의 섭취는 가급적 피한다. 조림보다는 굽거나 찌는 조리법이 도움이 되며 식초, 레몬, 겨자, 후추 등의 향신료를 적절히 이용하면 짜지 않으면서도 맛있게 먹을 수 있다.

| 건강한 지방과 섬유소, 칼륨
| 충분히 섭취

지방 섭취를 줄이는 것이 혈압 조절에 직접적인 영향을 미치지는 않지만, 심혈관 질환 감소에는 도움이 된다. 지방을 섭취할 때는 동물성 지방에 포함되어 있는 포화지방산보다는 식물성 기름에 포함되어 있는 불포화지방산을 선택한다. 불포화지방산은 들기름, 참기름, 옥수수기름, 올리브유, 등 푸른 생선, 견과류 등에 함유되어 있다. 그러나 불포화지방산도 많이 섭취하면 체중이 증가할 수 있으므로 주의한다.
섬유소는 혈압을 낮추는 데 도움을 주므로 섬유소가 풍부한 식품을 섭취한다. 쌀밥보다는 잡곡밥, 현미밥을 선택하고 신선한 채소와 해조류를 충분히 먹는다. 다만 섬유소 섭취를 위해 과일을 많이 먹으면 혈중 중성지방이 증가할 수 있으므로 섭취량을 조절하는 것이 필요하다.
나트륨을 과도하게 섭취하면 혈압이 상승할 수 있는 반면, 칼륨은 이러한 나트륨을 체외로 배설시켜 혈압 상승을 억제하는 역할을 하기 때문에 혈압이 높은 사람에게는 충분한 칼륨 섭취가 권장된다. 주로 잡곡, 푸른 잎채소, 과일 등에 칼륨이 많이 들어 있다.

그러나 콩팥 기능이 떨어진 사람은 고칼륨혈증 등 치명적인 부작용이 생길 수 있으므로 섭취에 대해 반드시 주치의와 상의해야 한다.

알코올을 섭취하면 혈압이 상승하고 혈중 중성지방 농도가 높아질 수 있다. 가급적 금주를 권장하지만 음주가 불가피한 경우 남자는 1-2잔(1잔의 기준 : 소주 50ml, 맥주 200ml, 포도주 120ml), 여자는 1잔 이내로 제한해 섭취하도록 한다.

고혈압도 다른 만성질환과 마찬가지로 상태와 증상 개선을 위해서는 식습관의 교정이 중요하다. 오늘 내 식탁에 고혈압과 그로 인한 합병증까지 예방하는 든든한 방패를 마련해 보자.

- 비만인 사람은 정상 체중인 사람에 비해 고혈압 발생 위험이 5배 정도 높으므로 체중 조절을 통해 고혈압을 예방해야 한다.
- 음식을 싱겁게 먹는 습관을 들이고 불포화지방산과 섬유소를 충분히 섭취한다.
- 혈압이 높은 사람에게 칼륨 섭취가 권장되나 콩팥 기능이 떨어진 경우 치명적인 부작용이 있으므로 반드시 주치의와 상의한다.

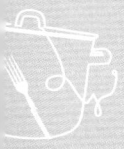

이상지질혈증
콜레스테롤 조절, 첫걸음은 섭취 열량 조절

▽

G씨(34세)는 평소 건강을 관리한다는 생각으로
고기를 적게 섭취하고 채식에 가까운 식습관을 유지해왔다.
건강만큼은 자신이 있던 G씨는
검진 결과를 받고 깜짝 놀랐다.
콜레스테롤 수치가 높아 이상지질혈증 판정을 받아서다.
도무지 이해할 수 없어 병원을 찾은 G씨는
자주 먹던 빵과 면이 콜레스테롤 수치를 높인
주범이라는 사실을 알게 되었다.

이상지질혈증이란 혈액 내에 총 콜레스테롤과 나쁜 콜레스테롤(LDL-콜레스테롤), 중성지방이 증가하거나 좋은 콜레스테롤(HDL-콜레스테롤)이 감소해 콜레스테롤 비율이 비정상적인 경우를 말한다. 이러한 상태가 오래 지속되면 흡연, 고혈압, 비만, 당뇨병, 유전적인 요소 등과 함께 동맥경화, 심혈관계 질환의 원인이 된다. 이상지질혈증은 식사요법이나 운동 등 생활습관과 관련 있는 질환이므로 예방을 위해서는 올바른 식습관을 갖는 것이 필요하다.

적정 체중 유지와 지방 제한

이상지질혈증 관리를 위해 가장 먼저 실천해야 할 것은 적정 체중을 유지하는 것이다. 이를 위해서는 섭취 열량을 조절하는 것이 중요하다. 필요량 이상 섭취한 에너지가 중성지방과 콜레스테롤의 합성을 촉진해 혈중 지질 농도를 증가시키기 때문이다.

따라서 비만인 사람이 섭취 열량을 조절해 체중을 감량하면 혈중 지질 농도가 개선된다. 튀김, 전, 부침 등의 조리법은 기름을 통해 섭취 열량이 많아질 수 있어 구이, 찜, 조림 등의 조리 방법을 권장한다. 외식 시에는 중식, 양식, 패스트푸드보다 한식, 일식을 선택하는 것이 좋다.

그다음으로는 포화지방산의 섭취를 제한한다. 포화지방산은 주로 동물성 지방에 포함되어 있으며 육류의 기름 부위, 버터, 마요네즈, 팜유(라면, 커피 프림 등)에 많이 들어 있다. 이들은 혈중 콜레스테롤 수치를 높이기 때문에 가급적 피하는 것이 좋으며, 육류는 살코기 위주로 먹고, 닭고기와 오리고기는 껍질을 벗겨서 조리하는 것이 권장된다.

트랜스지방산은 식품 가공 과정에서 액체 상태의 기름을 고체 상태로 바꾸거나 식물성 기름을 높은 온도에서 가열할 때 생긴다. 트랜스지방산의 과다한 섭취는 LDL-콜레스테롤을 높이고 HDL-콜레스테롤을 낮추므로 가급적 피한다.

반면 주로 식물성 기름에 포함되어 있는 불포화지방산은 혈중 콜레스테롤을 낮추는 효과가 있으므로 섭취가 권장된다. 참기름, 들기름, 올리브유, 등 푸른 생선, 견과류 등이 불포화지방산이 많이 함유된 식품이다. 그러나 과잉 섭취하면 체중이 증가할 수 있으므로 섭취량을 조절해야 한다.

콜레스테롤, 탄수화물, 술을 줄여라

콜레스테롤이 많이 함유된 식품의 섭취 제한도 필요하다. 간, 곱창, 달걀노른자, 오징어, 새우, 장어, 알류 등에 콜레스테롤이 많이 들어 있으므로 이들 식품의 섭취 횟수를 주 1-2회 이하로 조절한다.

그리고 과량의 탄수화물 섭취를 제한한다. 과도한 탄수화물 섭취는 혈액 내 중성지방 수치를 높인다. 한국인의 식습관은 비교적 탄수화물 섭취가 많은 편이므로 탄수화물 함량이 높은 음식을 지나치게 먹지 않도록 주의한다.

특히 단순당을 제한하면 고중성지방혈증 조절에 도움이 되며, 야식은 과도한 에너지와 탄수화물 및 지방 섭취로 이어져 고중성지방혈증과 비만을 유발하기 쉬우므로 피한다. 과잉 섭취 시 중성지방을 증가시킬 수 있는 식품으로는 밥, 국수, 감자, 고구마, 떡, 빵, 케이크, 설탕, 사탕, 청량음료, 과일류 등이 있다.

또 가급적 금주한다. 과음은 혈액 내 중성지방 농도를 높이고 비만 등을 비롯한 여러 건강상의 문제를 일으킬 수 있다. 따라서 음주를 줄이되 부득이한 경우에는 1회 섭취량이 1–2잔을 넘지 않도록 한다.

섬유소는 많이, 염분은 적게

충분한 섬유소 섭취는 권장된다. 섬유소와 결합한 콜레스테롤은 몸에 흡수되지 않고 배설되어 혈중 지질 농도가 줄어들기 때문이다. 또 적당한 포만감을 주어 식사량 조절에도 도움이 된다. 섬유소 섭취를 늘리려면 쌀밥보다는 잡곡밥, 주스보다는 생과일을 먹고 채소와 해조류 등을 충분히 섭취해야 한다.

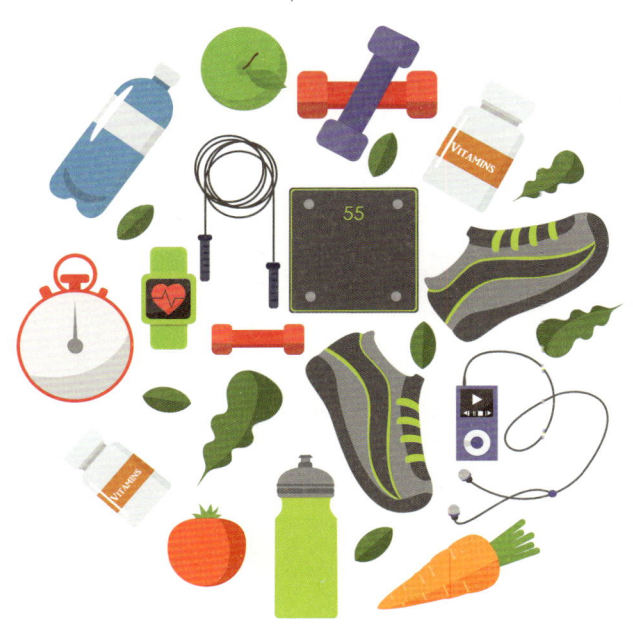

적절한 운동은
이상지질혈증을 개선하는 효과가 있다.
유산소 운동은
주 3-5회, 1회 40-60분 정도
규칙적으로 하는 것이 좋다.

마지막으로 염분의 섭취를 줄인다. 혈압을 조절하고 심장혈관에 부담을 적게 주기 위해서는 음식을 싱겁게 먹고 염분이 많은 식품의 섭취에 주의해야 한다. 따라서 음식 조리 시 사용하는 소금, 간장, 고추장, 된장 등의 양을 조절하고 특히 국, 찌개 등의 국물을 적게 섭취한다. 염분이 많이 함유된 대표적인 식품으로는 김치, 젓갈, 장아찌, 육가공품(햄, 소시지 등), 인스턴트 식품 등이 있다.

식사 원칙과 반드시 같이 실천해야 할 것이 바로 꾸준한 운동이다. 적절한 운동은 에너지를 소모시켜 불필요한 체내 지방을 줄여줌으로써 체중을 조절하고 이상지질혈증을 개선하는 효과가 있다. 매일 심장에 무리가 가지 않을 강도의 걷기, 수영 등과 같은 유산소 운동을 주 3-5회, 1회 40-60분 정도 규칙적으로 하는 것이 권장된다.

- 포화지방산, 트랜스지방산 섭취를 제한하면 혈중 지질 농도 개선에 도움이 된다.
- 콜레스테롤, 탄수화물, 염분의 과다 섭취와 음주는 이상지질혈증을 악화시킬 수 있다.
- 섬유소는 이상지질혈증 개선에 도움이 되며, 운동을 병행하면 더욱 효과적이다.

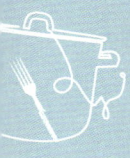
지방간
음주와 흡연 No! 운동과 체중 관리 Yes!

▽

K씨(36세)는 직업 특성상 술자리와 회식이 잦다.
그러다 보니 살도 많이 찌고 예전에 비해 쉽게 피로해져
건강에 문제가 있을 거라고는 예상했지만
아직 젊으니 영양제만 잘 챙겨 먹으면 된다고 생각했다.
그런데 건강검진 결과, 지방간 판정을 받았다.
의사는 당분간 금주와 함께 체중을 감량할 것을 권했다.

지방간이란 간의 지방대사 장애로 인해 간세포에 지방이 지나치게 축적된 상태를 말한다. 음주, 비만, 당뇨병 등에 의해 발생할 수 있으며, 특별한 증상은 없으나 피로감, 식욕부진, 오심, 구토, 복부 포만감, 간 비대증 등이 나타난다. 지방간은 원인에 맞춘 치료와 적절한 식사요법을 병행하면 정상적인 간으로 회복이 가능하다.

간 건강 개선 필수 코스는 금주와 체중 조절

지방간이 있는 사람이 가장 먼저 생각할 것은 술을 금하는 것이다. 과량의 알코올 섭취는 지방대사에 장애를 주는데, 이로 인해 간에 지방이 축적되면서 지방간을 만들기 때문이다. 그뿐만 아니라 과음은 식사량 감소와 더불어 단백질, 비타민, 무기질 등의 결핍, 위장관 손상을 유발하고 소화불량과 영양소의 흡수장애를 일으켜 결국 영양불량에 이르게 한다.

비만으로 인한 지방간인 경우에는 체중 조절, 식습관 개선, 운동을 통해 간 기능을 정상화시킬 수 있다. 체중 조절과 정상 체중 유지를 위해서는 총 섭취 열량을 제한하고 적절한 열량을 섭취해야 한다.

달고 기름진 음식, 가공식품 섭취는 피하고 튀김, 전, 부침, 볶음보다는 구이, 끓이기, 삶기 등의 조리법을 이용하는 것이 좋다. 또 열량이 적고 포만감을 주는 해조류, 채소류 등의 섭취를 통해 식사량을 조절한다. 굶거나 과식, 폭식하는 불규칙한 식사는 체내에 지방이 축적되기 쉬운 환경을 조성하므로 규칙적인 식사가 권장된다.

급격한 체중 감량보다는 일주일에 0.5kg 정도의 체중 감량이 바람직하다. 따라서 꾸준한 식사 조절을 통한 점차적인 체중 조절 계획을 세운다. 여기에 반드시 병행되어야 하는 것이 운동이다. 규칙적인 운동을 하면 과잉 섭취된 열량을 소모하고 체중을 효과적으로 조절할 수 있다.

간을 살리기 위한 식사

적절한 단백질 섭취는 간세포의 재생을 촉진시키고 지방간을 개선할 수 있다. 따라서 고기, 생선, 두부, 콩, 달걀, 우유 및 유제품 등을 통해 단백질을 섭취한다. 그러나 먹는 양이 지나치게 많아지면 지방 섭취량도 같이 늘어나므로 주의한다.

비타민과 무기질도 충분히 섭취한다. 이들은 간의 각종 대사와 효소에 중요한 작용을 하므로 비타민과 무기질이 풍부한 채소와 과일이 권장된다. 과량의 탄수화물 섭취는 중성지방을 증가시킨다. 따라서 설탕, 꿀, 엿 등 단맛이 많이 나는 식품 섭취에 주의하고 과일 섭취량도 조절한다.

지방간과 당뇨병을 함께 갖고 있는 사람은 혈당을 잘 조절하는 것이 중요하다. 그러므로 적절한 식사요법, 규칙적인 운동과 함께 의사가 처방한 약물치료를 병행해야 한다.
간이 좋지 않다고 하면 잘 먹어야 한다는 말을 많이 한다. 잘 먹어야 한다는 것은 분명 많이 먹는 것과는 다르다. 하지만 우리나라 사람들은 '잘 먹는다'는 것을 '많이 먹어야 한다'고 생각하는 경우가 흔하다. 그러나 지방간이 있는 사람이 많이 먹으면 체중 조절이 어려울 수 있다. 보통 체격의 남자에게 권장되는 적정한 1일 식사량은 매끼 주식으로 크지 않은 1공기의 밥과 지방이 적은 살코기, 생선, 두부, 달걀, 콩 등의 반찬을 매끼 한 종류 정도 먹고 나물, 생채 등의 반찬도 충분히 섭취하는 것이다. 간식으로 과일, 유제품을 각 1회 정도 섭취하면 1일 권장량을 맞출 수 있다. 그러나 외식이 많아지면 식사량이 늘어나므로 외식의 횟수를 조절하는 것이 필요하다.

지방간은 건강한 생활습관을 유지하는 것이 치료의 관건이다. 적당한 식사와 규칙적인 운동, 적절한 체중 유지, 과도한 음주와 흡연을 삼가는 것이 지방간을 예방하고 치료하는 방법이자 동시에 건강한 생활을 영위하는 지름길이다.

- 치료와 식사요법을 병행하면 정상적인 간으로 회복이 가능하다.
- 금주가 가장 중요하며 열량 섭취를 조절하고 규칙적인 운동을 해야 한다.
- 단 음식과 과다한 과일 섭취를 주의한다.

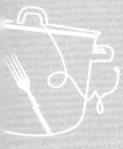

염증성 장질환
속 편한 음식으로 영양 균형 지킨다

▽

P씨(34세)는 설사와 복통이 잦은 편이지만
워낙 이런 상태가 오래되어 그저 장이 약한 체질로만 여겼다.
그런데 최근 증상이 더 심해지고
혈변까지 보게 되어 대장내시경을 비롯한
여러 검사를 받은 결과, 궤양성 대장염이라는
진단을 받았다.

염증성 장질환(IBD, Inflammatory Bowel Disease)은 전 세계 약 500만 명의 사람들이 고통받고 있는 만성 소화기 질환이다. 그러나 질환에 대한 인식이 저조해 병에 대한 진단과 치료가 제대로 이루어지지 않고 있다.

상태나 증상에 따라 음식 제한하되 영양 고려해야

염증성 장질환은 소화기관에 생기는 만성 염증성 질환을 말하며, 일반적으로 크론병과 궤양성 대장염 등을 지칭한다. 소화기관의 질병이기 때문에 음식과 연관이 많고, 섭취한 음식물에 대한 반응이 바로 나타날 수 있다. 그러면 염증성 장질환이 있는 사람에게 어떤 식단이 필요할까?

사실상 특정 음식 또는 특정 식품이 염증성 장질환을 치료할 수는 없다. 따라서 본인이 먹었을 때 불편한 음식의 섭취에 주의하되 건강을 위해 필요한 영양소는 충분히 섭취하는 것이 중요하다.

본인에게 특별히 불편한 음식이 아님에도 불구하고 해가 될 것 같다는 막연한 생각으로 음식을 기피하면 영양 상태가 나빠져 삶의 질까지 저하될 수 있다. 그러므로 무조건 음식을 제한하기보다는 개인의 질병 상태나 불편한 증상에 따라 음식의 종류를 조절하는 것이 바람직하다.

그리고 양질의 단백질 섭취를 위해 생선, 고기, 두부, 달걀 등을 먹는다. 어떤 환자는 고기를 제한해야 한다고 말하는 경우가 있는데 이는 잘못된 지식이다. 붉은 살코기에는 철분, 아연 함량이 생선보다 많으며, 이러한 단백질 급원 식품의 섭취는 상처 회복에 도움이 된다.

염증성 장질환과 같이 소화기관에 질병이 있으면 밀가루 식품 섭취가 나쁘다고 생각한다. 밀은 쌀에 비해 단백질 함량이 높고 무기질, 비타민 등의 함량도 쌀과 큰 차이가 없다. 다만 밀가루를 먹는 방법이 빵, 면류, 과자 등의 형태이고 밥을 먹을 때처럼 다양한 반찬을 섭취하기 어려우므로 식사에 균형이 맞지 않을 수 있다. 이런 점만 보완된다면 밀가루를 못 먹을 이유는 없다. 다만 밀가루에 알레르기가 있다거나 밀가루를 섭취했을 때 불편한 증상이 있다면 제한이 필요하다.

기름과 우유는
지나치게 제한하지 않아야

과다한 기름 섭취는 염증성 장질환 환자에게 불편감을 초래할 수 있으므로 기름기가 적은 방법으로 조리한다. 그러나 조리 시에 쓰이는 기름은 에너지원이자 필수지방산과 지용성 비타민의 급원이므로 지나친 섭취 제한은 좋지 않다.

이 밖에 우유 및 유제품도 섭취로 인한 불편감이 있다면 제한하지만 그렇지 않은 경우에는 칼슘 섭취를 위해 권장된다. 섭유소는 갑작스러운 질환 재발 시에는 제한하지만 증상이 호전되고 먹었을 때 불편감이 없으면 제한하지 않는다. 카페인 음료는 장 운동을 자극하므로 섭취에 주의한다.

염증성 장질환은 질환의 종류, 증상의 정도, 개인적인 특성에 따라 식사에 대한 반응이 다르기 때문에 모두에게 똑같은 식사 지침을 적용할 수가 없다. 따라서 본인에게 나타나는 증상과 식사와의 관계를 잘 살펴보고 이를 기록해두는 습관이 필요하다.

- 먹었을 때 불편한 증상이 나타나는 음식은 제한하되 영양 부족이 되지 않도록 균형 있는 식사를 한다.
- 양질의 단백질이 상처 회복에 도움이 되므로 육류를 통한 단백질 섭취가 권장된다.
- 밀가루, 기름, 우유 및 유제품은 본인의 증상 여부에 따라 섭취량을 조절하고 지나치게 제한하지 않는다.

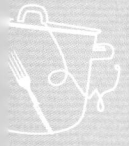
변비
잡곡과 제철 식재료로 만드는 쾌변

▽

K씨(31세)는 늘 속이 더부룩하고 불편하다.
변비 때문이다.
많이 불편할 때는 약국에서 변비약을 구입해
복용하기도 하고, 변비에 좋다는 각종 건강보조식품은
보일 때마다 사서 먹고 있지만, 일시적으로만
좋아질 뿐이었다. 최근 일주일 동안 변을 보지 못한 K씨는
결국 병원을 찾았고 약물치료보다
잘못된 식습관을 바꾸는 게 먼저라는 이야기를 들었다.

변비는 흔한 소화기 증상으로 내분비질환 또는 여러 신경학적 질환에서 발생할 수 있으나, 대부분은 부적절한 식습관과 불규칙한 배변습관에 의해 나타난다.

변비를 일으키는 식습관과 생활습관

식사를 제대로 못하거나 물을 충분히 마시지 않는 경우, 불규칙한 배변습관, 나이, 운동 부족, 환경 변화 등에 의해 변비가 생길 수 있다. 특히 여성의 변비는 다이어트, 임신, 월경, 스트레스 등이 주된 원인이다. 다이어트를 하는 여성에게 변비가 발생하는 것은 대부분 극도로 적은 양의 식사를 해서 변을 만드는 재료가 부족하기 때문이다.

서구화된 음식 문화로 인해 과다한 육류 섭취, 섬유소가 적은 가공식품이나 간편식 섭취를 즐기는 경우에도 변비가 나타난다. 그리고 나이가 들고 비만일수록 장 운동이 약해져 변비가 생기기 쉬우며, 복용하는 약제(제산제, 철분제 등)로 인해 변비가 유발되기도 한다.

변비를 치료하려면 먼저 생활습관을 개선해야 한다. 변이 직장 안에 머물러 있으면 직장벽이 변을 감지하고 변의를 느끼도록 배변 반사가 이루어져야 하는데, 바쁜 일상에 쫓겨 변의를 느껴도 참다 보면 직장벽의 지각이 둔화되어 변의를 느끼지 못하게 된다. 따라서 일정한 시간에 대변을 보는 습관을 갖도록 유도하는 것이 필요하며, 가급적 아침식사 후 배변하는 습관을 갖는 것이 바람직하다.

또한 섬유소 및 수분 섭취를 늘리는 것과 동시에 가급적 아침을 거르지 않고, 하루 3회 규칙적이며 균형 잡힌 식사를 하되 인스턴트 식품과 탄산음료 등 가공식품의 섭취를 최소로 한다.

특히 규칙적인 운동이 장 운동을 도와주고 환자의 심리치료에 도움을 줄 수 있으므로 권장되며, 적당한 휴식을 갖는 것 역시 중요하다.

변비 치료사, 섬유소

변비 치료를 위한 식사요법에서 우선 생각할 것은 섬유소 섭취를 늘리는 것이다. 섬유소는 사람의 소화효소에 의해 분해되지 않는 성분으로, 물에 녹는 성질에 따라 불용성 섬유소와 수용성 섬유소로 나뉜다.

불용성 섬유소는 배변량을 증가시키고 배변 속도를 빠르게 하며, 발암물질 등의 유해물질을 흡착해 장 점막과의 접촉 시간을 단축시키는 역할을 한다. 주로 통밀, 곡류, 채소와 과일의 껍질, 종실류 등에 함유되어 있다. 수용성 섬유소는 음식의 소화 흡수를 지연시켜 당 흡수 속도를 늦추며, 혈중 콜레스테롤 농도를 저하시키고 정장 효과를 지닌다. 주로 보리,

콩, 완두, 감자, 해조류 등에 많이 함유되어 있다.

섭취한 섬유소는 소화되지 않고 대장으로 보내져 다른 물질들과 함께 변을 형성하는데, 이때 섬유소는 물을 흡수해 부피를 증가시키고 배변이 잘되도록 도와준다.

섬유소 섭취를 늘리려면 쌀밥 대신 보리, 현미 등의 잡곡을 선택하고 매끼 채소, 해조류 등의 반찬을 충분히 섭취하며 통조림 과일과 주스보다는 생과일을 먹는다. 이때 섬유소 섭취가 증가하면서 발생하는 다양한 변화(장내 세균 증가, 가스 생성 등)에 소화기관이 적응할 수 있도록 양을 서서히 늘리는 것이 좋다. 섬유소 섭취량을 갑자기 늘리면 복부 팽만감 등의 증상이 심해질 수 있기 때문이다. 또한 섬유소를 지나치게 많이 섭취하면 체내에서 철과 칼슘 등의 이용률이 낮아지므로 주의한다.

섬유소 섭취를 늘릴 때 반드시 강조되어야 할 것이 바로 충분한 수분 섭취다.

수분 섭취가 부족하면 대장에 의한 수분과 염분의 흡수가 증가하면서 오히려 변이 딱딱해지고 대변량이 감소한다. 따라서 하루 8컵 이상의 수분을 섭취하되 가급적 다른 종류보다 물로 섭취하는 것이 효과적이다.

- 가급적 일정한 시간에 대변을 보는 습관을 들인다.
- 잡곡, 채소, 해조류 등에 풍부한 섬유소를 적절히 섭취한다.
- 하루 8컵 이상의 수분을 충분히 섭취한다.

6부

질병이 있다면 이렇게 먹자 II

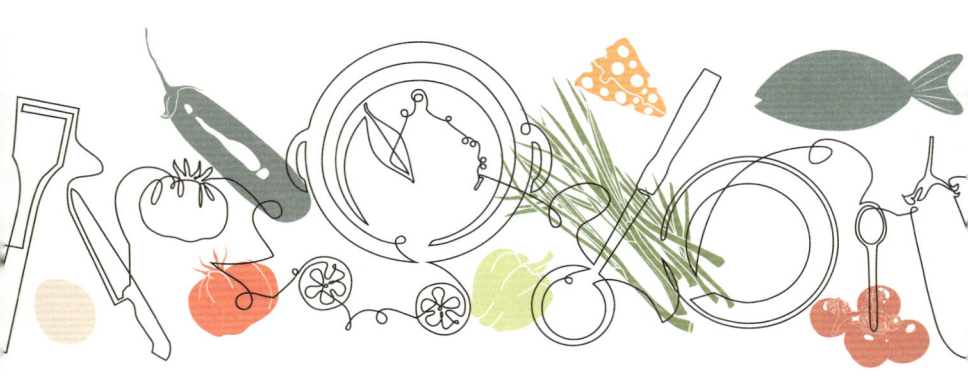

골다공증
간질환
뇌졸중
통풍
만성 콩팥병
암
장기이식

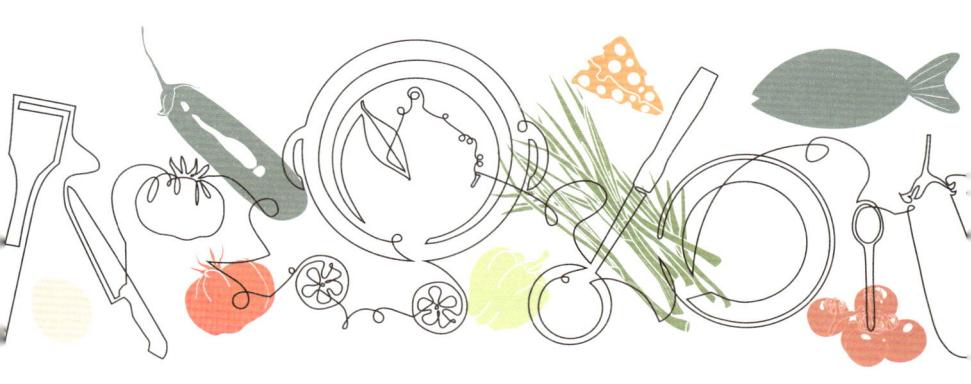

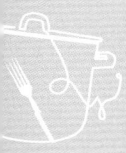

골다공증
소중한 뼈 지켜주는 칼슘과 비타민

▽

J씨(38세)는 학부모 모임에서 친해진
40대 언니들에게서 지금부터 골다공증 예방에
신경 써야 한다는 이야기를 자주 들었다.
아직은 먼 얘기같이 느껴지던 차에
우연히 받은 골밀도 검사에서 골밀도 수치가
같은 나이 평균에 비해 크게 낮아
칼슘과 비타민D 보충이 필요하다는
조언을 받았다.

폐경기 이후 중년 여성에게 흔히 발생하는 골다공증은 여러 병인에 의한 골절 증후군이다. 골다공증은 치료도, 환자 개인의 영양 상태도 제각각이어서 어떤 음식이 좋다고 일률적으로 말하기는 어렵다. 하지만 적절한 칼슘 섭취가 필요한 것은 누구나 아는 사실이다. 이때 약을 통한 칼슘 보충만큼 중요한 것이 바로 식습관 관리다.

칼슘은 매일 필요하다

인류의 조상들은 수렵, 채취 시대에 채소, 뿌리, 견과류 등을 통해 칼슘을 충분하게 섭취했지만 현대에는 곡류가 주식이 되면서 칼슘 섭취가 부족해졌다. 칼슘이 부족하면 유전적으로 결정된 골밀도에 이르지 못하거나 획득한 골밀도를 유지할 수 없다. 따라서 균형 잡힌 식사를 통해 적절한 칼슘을 섭취해야 한다.

뼈는 살아 있는 조직으로, 이를 생성하고 유지하기 위해서는 매일 일정량의 칼슘이 필요하다.

칼슘이 많이 함유된 식품은 우유와 유제품, 뼈째 먹는 생선, 깻잎 등이다. 채소류에 들어 있는 칼슘은 흡수율이 떨어지므로 동물성 식품을 통한 섭취가 바람직하다.

한국인에게 권장되는 1일 칼슘량은 성인 남자 700-800mg, 여자 750-800mg이며, 골다공증이 있으면 800-1000mg이다.

칼슘이 많이 들어 있는 식품

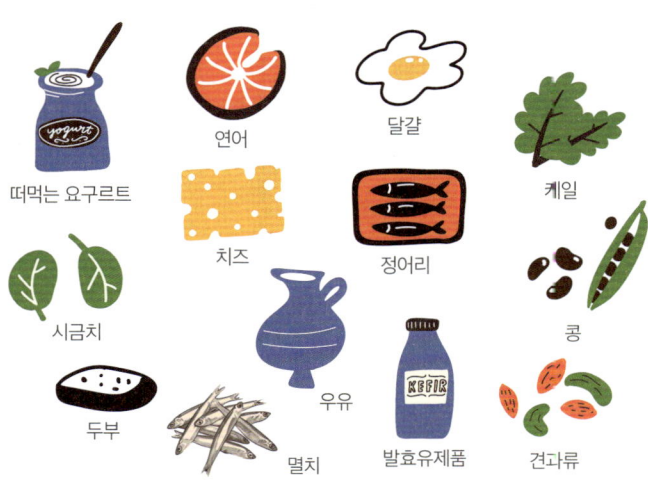

칼슘의 주요 급원 식품(1회 분량당 함량)

식품	1회 분량(g)[1]	칼슘(mg)[2]	식품	1회 분량(g)[1]	칼슘(mg)[2]
미꾸라지	60	720	우유	200	226
멸치	15	373	요구르트(단지형)	100	141
굴	80	342	치즈	20	125
홍어	60	183	들깻잎	70	207
명태	60	65	건미역	10	111
두부	80	51	채소음료	100	95
대두	20	32	상추	70	85
달걀	60	31	콩나물	70	37
깨	5	43	양배추	70	32

1) 2015년 한국인 영양소 섭취 기준 - 1회 분량
2) 농촌진흥청 국가표준식품성분표 DB 9.1

우유, 꼭 챙겨 먹자

우유는 우수한 칼슘 공급원이며, 우유에 들어있는 카제인 포스포 펩타이드는 칼슘 흡수를 돕는 단백질이다. 칼슘은 얼마나 섭취하는가도 중요하지만 장에서 얼마나 흡수되는지가 더 중요한데, 카제인 포스포 펩타이드는 소장에서 칼슘과 결합해 칼슘이 장 점막에 잘 흡수되도록 한다. 또 칼슘과 인의 상호 의존은 뼈의 성장에 중요한 것으로 보고되고 있다. 어르신이거나 어렸을 때 우유를 많이 먹지 않아 우유가 소화가 잘 안 되는 사람은 유당분해우유를 이용한다. 또는 한 번에 반 컵 정도로 소량씩 마시며 양을 늘려가거나 빈속에 먹기보다는 다른 음식과 함께 먹는 방법이 권장된다. 요구르트, 치즈 등의 유제품을 활용하는 것도 좋다.

비타민D는 필수! 염분과 카페인, 술 섭취는 주의

비타민D는 장에서 칼슘의 흡수율을 높여주는 영양소로 특히 고령이 되면 부족하기 쉽다. 비타민D의 자연적인 급원 식품은 등 푸른 생선, 어류의 간유, 달걀노른자, 버섯류 등이다. 또한 우유나 치즈, 요구르트 등 일부 식품에 비타민D가 첨가된 비타민D 강화식품을 먹는 것이 권장되나 이것만으로는 필요량을 충족하기가 어렵다. 비타민D는 자외선에 의해 피부에서 합성되므로 하루 20분 이상 햇볕을 충분히 쬐면 비타민D 부족을 예방할 수 있다.

염분을 과다하게 섭취하면 소변을 통한 칼슘 배설이 증가해 체내 칼슘이 부족해지는데, 이때 부족한 칼슘 농도를 유지하기 위해 뼈에서 칼슘이 빠져나온다. 따라서 오랜 기간 음식을 짜게 먹으면 골다공증을 유발할 수 있으며,

비타민D의 주요 급원 식품(1회 분량당 함량)

식품	1회 분량(g)[1]	비타민D(μg)[2]	식품	1회 분량(g)[1]	비타민D(μg)[2]
연어	60	19.8	방어	60	3.2
달걀	60	12.5	어패류 부산물(내장)	60	3.0
꽁치	60	7.8	임연수어	60	2.8
잉어	60	7.4	볼락	60	2.7
전갱이	60	7.0	넙치(광어)	60	2.6
어패류 알젓	40	6.8	두유	200	1.9
조기	60	5.1	고등어	60	1.5
쥐치포	15	5.1	메추리알	60	1.4
오징어	80	4.8	연유	20	1.4
도미	60	3.4	오리고기	60	1.2
미꾸라지	60	3.3	시리얼	30	1.1

1) 2015년 한국인 영양소 섭취 기준 - 1회 분량
2) 농촌진흥청 국가표준식품성분표 DB 9.1

골감소증 또는 골다공증이 있는 사람의 골소실을 더 악화시킬 수 있다.

염분 섭취량을 조절하기 위해서는 젓갈류, 장아찌, 소금에 절인 식품, 인스턴트 식품 등의 섭취에 주의하고 음식을 싱겁게 먹는 습관을 가진다.

카페인 역시 요중 칼슘 배설을 촉진하므로 커피, 홍차, 콜라, 코코아, 초콜릿 등의 섭취량을 줄인다. 마찬가지로 술도 요중 칼슘 배설을 촉진시키면서 골재생을 억제하고 소장에서 칼슘 흡수를 방해하므로 금주가 권장된다.

이 밖에도 지나친 체중 부족이 골다공증의 원인이 될 수 있다. 따라서 칼슘이 풍부한 식품과 함께 균형 잡힌 식사를 섭취해 적절한 체중을 유지해야 한다는 것도 꼭 기억해두자.

- 뼈는 살아 있는 조직으로 생성과 유지를 위해 매일 적정량의 칼슘 섭취가 필요하다.
- 채소류에 들어 있는 칼슘은 흡수율이 떨어지므로 우유 및 유제품, 뼈째 먹는 생선 등의 동물성 식품을 통한 섭취가 권장된다.
- 비타민D는 칼슘의 흡수율을 높여주므로 충분히 섭취하고, 요중 칼슘 배출을 촉진시키는 염분, 카페인, 술의 섭취는 피한다.

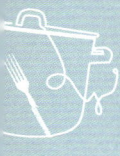

간질환
건강한 간을 위해 기본 밥상부터 확실하게

▽

S씨(33세)는 몸이 쉽게 피로해지고
소화가 잘 안돼서 병원을 찾아 검사를 받았다가
간질환이 있음을 알게 되었다.
의사는 일주일에 3회 이상 음주를 즐기던 S씨에게
금주를 권하고, 몸의 피로를 개선하기 위해
먹고 있던 건강즙 역시 제한할 것을 조언했다.

간은 우리 몸에서 가장 큰 장기로, 체내에 필요한 각종 영양소를 만들어 저장하고 탄수화물, 지방, 호르몬, 비타민 및 무기질 대사에 관여한다. 또 약물과 몸에 해로운 물질을 해독하고 소화 작용을 돕는 담즙산을 만들며, 면역세포가 있어 우리 몸에 들어오는 세균과 이물질을 제거하는 중요한 일을 한다. 이러한 간의 건강에 해로운 식품으로는 술, 기름진 음식, 가공식품, 오염된 음식, 검증되지 않은 민간요법 등이 있다.

간에 직격타를 날리는 음주와 민간요법

과한 음주는 간에 직접적인 손상을 입힌다. 따라서 음주 횟수와 양을 조절하는 노력이 필요하며, 술로 인한 간 손상이 더 심해지지 않도록 식사를 거르지 않는 것이 중요하다. 세 끼를 규칙적으로 섭취하되 지방간이 있다면 식사량을 조절해 간식, 야식, 과식을 피하고 균형 잡힌 식사를 한다. 특히 체중 조절이 필요한 경우에는 삶거나 찐 음식의 섭취가 권장되며, 당분이 많이 들어간 음료수보다는 물을 섭취하는 것이 좋다.

의학적으로 검증되지 않은 민간요법이 모든 환자에게 문제가 되는 것은 아니지만 일부 환자에게는 문제가 될 수 있다. 인진쑥, 돌미나리즙, 상황버섯 등의 생약재와 다슬기즙, 붕어즙, 장어즙, 특정 약물, 다이어트 한약 등의 섭취는 간에 무리가 되므로 권장하지 않는다.

이런 식품들은 흔히 인터넷에서 간에 좋다고 이야기되지만, 농축이 되면 오히려 간에 부담을 주거나 개인에 따라서는 독이 될 수 있으므로 주의해야 한다.

간이 좋아하는 식사법

간은 음식으로 섭취된 영양소가 통과하는 첫 관문이기 때문에 간 건강을 위해서는 좋은 음식을 바르게 먹는 습관이 필요하다. 따라서 어느 한 가지 영양소에 치우치지 않고 골고루 균형 잡힌 식사를 하도록 한다. 이때 본인의 식습관을 객관적으로 확인할 수 있도록 섭취한 음식을 기록해 식사량을 정확히 파악하면 간 건강을 지키는 식사를 계획하는 데 도움이 될 수 있어 유익하다.

우리가 섭취하는 음식물의 대부분은 간에서 대사되어 몸에 필요한 에너지로 전환되는데, 간이 나쁘면 에너지를 충분히 만들지 못하거나 간에서 다 써버려 쉽게 피곤해진다. 간 건강을 위한 에너지 급원으로는 설탕, 음료수 등에 들어 있는 단순당보다는 복합당인 잡곡 섭취가 권장된다.

또 섬유소가 많이 함유된 채소와 과일을 충분히 섭취하고, 튀기거나 기름진 음식을 줄이며, 싱겁게 먹는 습관을 가지는 것이 중요하다. 특히 비타민과 무기질이 함유된 채소는 간 대사를 촉진시키고 항산화 작용을 하므로 식사 시 채소

반찬을 규칙적으로 섭취하는 것이 좋다.
단백질은 간세포의 재생을 도우므로 생선, 두부, 콩, 살코기, 달걀, 우유 등의 단백질 급원을 규칙적으로 섭취하는 것도 권장된다. 다만 간경화가 있는 경우에는 간성혼수를 유발할 수 있어 단백질 섭취량에 조절이 필요하다.

만성 간질환이 있는 사람이 균형 잡힌 식사, 규칙적인 운동으로 적절한 체중을 유지하고 음주와 흡연을 하지 않는 건강한 생활습관을 지키면 질병의 악화를 막을 수 있다. 꼼꼼한 관리로 우리 몸의 방패인 간을 더욱 건강하고 튼튼하게 만들어보자.

- 음주와 검증되지 않은 민간요법은 간에 직접적인 손상을 입히므로 피하는 것이 좋다.
- 단순당보다는 복합당인 잡곡과 채소, 과일을 먹고, 음식은 싱겁게 먹는 습관을 가진다.
- 간세포의 재생을 위해 단백질 섭취가 권장되나, 간경화가 있을 경우에는 간성혼수를 일으킬 수 있어 섭취량 조절이 필요하다.

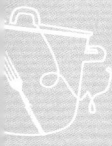

뇌졸중
깨끗한 뇌혈관 지키는 식사, 담백하게 적당히

▽

K씨(38세)는 최근 친구의 부모님이
뇌졸중으로 쓰러지신 이야기를 듣고 고민이 생겼다.
K씨의 아버지가 뇌졸중 위험군에 속하기 때문이다.
아버지의 건강과 뇌졸중 예방을 위해
뭐라도 챙겨드리고 싶어 인터넷을 검색한 K씨는
만병통치약에 가까운 효과를 자랑하는
다양한 보조식품 정보들 앞에서 막막해졌다.

날씨가 추워지면 증가하는 질병 중 하나가 뇌졸중이다. 뇌졸중은 특별히 어떤 음식을 단정지어 삼가야 한다고 말할 수 없다. 하지만 예방을 위해서는 뇌졸중을 유발하는 여러 위험인자, 즉 혈압과 콜레스테롤, 혈당 및 체중을 꾸준히 관리하는 것이 필요하다.

> 싱겁게 먹는 것이
> 혈압 관리의 1순위

먼저 혈압 관리의 경우 규칙적인 혈압 측정과 함께 싱겁게 먹는 습관을 유지하는 것이 권장된다. 우리나라 성인의 1일 평균 나트륨 섭취량은 3,289mg으로, 세계보건기구의 1일 권장량인 2,000mg의 1.6배 이상에 이른다.

나트륨을 가장 많이 섭취하게 되는 대표적인 한식은 국, 찌개 등으로 특히 국물을 많이 마시면 염분을 자연스럽게 많이 섭취하게 된다.

싱겁게 먹는 습관을 유지하기 위해서는 국은 건더기 위주로 먹고 젓갈, 장아찌 등의 섭취를 가급적 피해야 한다. 또 매끼 식사 시 기본 반찬으로 먹는 김치의 양을 조절하는 것이 중요하다.

김치는 소금에 절여서 담그는 음식이기 때문에 짜지 않을 수가 없다. 따라서 한식의 세계화라는 국가 정책과 함께 장기적으로는 김치를 싱겁게 담가 먹는 방법에 대한 연구가 필요하다.

콜레스테롤 낮은
건강한 지방을 섭취하라

콜레스테롤 조절을 위해서는 고기 섭취량이 많지 않아야 한다. 고기를 많이 먹으면 지방도 많이 섭취하게 되기 때문에 문제가 된다. 그러나 중요한 점은 영양 균형을 위해 단백질 급원은 꼭 섭취해야 한다는 것이다. 따라서 고기 위주로 섭취하기보다는 생선, 두부, 콩 등의 급원을 이용하는 것이 바람직하다. 생선은 콜레스테롤을 낮춰주는 불포화지방산이 함유되어 있어 매우 좋은 단백질 급원 식품이다. 또 콩의 식물성 단백질은 콜레스테롤이 없고 포화지방산의 비율도 낮으며 식이섬유를 많이 함유하고 있어 역시 단백질 급원 식품으로 권장된다.

환자들이 가장 많이 질문하는 것 중 하나가 "음식에 기름을 절대 사용하면 안 되나요?"다. 지방은 우리 몸의 중요한 에너지원이며 꼭 필요한 영양소다. 다만 뭐든지 과하면 문제가 생기므로 너무 많이 섭취하지 않도록 해야 한다.

그러면 하루에 얼마나 섭취해야 할까? 어림치로 쉽게 계산해 볼 수 있는 방법으로는 매끼 티스푼으로 1순가락 정도를 사용해 1일 3-4순가락을 넘지 않도록 하는 것이다. 이런 양을 기준으로 볼 때 전, 튀김 등을 많이 먹기는 어려우므로 섭취량과 횟수를 조절하는 것이 필요하다.

"견과류가 몸에 좋다고 하는데 먹어도 괜찮나요?"라는 질문도 많이 받는다. 땅콩, 호두, 잣 등 견과류에 들어 있는 기름은 불포화지방산으로 몸에 좋은 기름이 분명하다. 하지만 반찬에 들어가는 기름을 섭취하고 여기에 간식으로 견과류까지 먹으면 지방 섭취량이 늘어나 살이 찔 수 있음을 생각해야 한다.

커피의 경우 1일 1-2잔 블랙커피로 마시는 것은 큰 문제가 되지 않는다. 하지만 커피에 넣어 먹는 프림은 포화지방산이기 때문에 콜레스테롤 수치를 높일 수 있어 주의가 필요하다.

또 라면을 만들 때 사용하는 팜유는 식물성 기름이지만 포화지방산 함유량이 많아 혈중 콜레스테롤 농도를 높일 수 있다. 따라서 라면보다는 국수, 냉면 등을 섭취하는 것이 바람직하다. 당뇨병이 있는 사람은 철저한 혈당 조절이 필수이므로 이를 위해 1일 식사량과 간식 섭취량을 적절히 제한해야 한다.

든든한 도우미, 섬유소

체중 조절을 위해서는 기름 섭취량을 주의하는 것 외에 섬유소를 많이 섭취하는 것이 좋다. 섬유소는 사람의 소화효소에 의해서는 전혀 소화되지 않는 식물 성분으로, 혈당과 혈중 콜레스테롤 조절, 변비 예방에 도움이 된다. 특히 포만감을 주어 식사량을 조절하는 데 효과적이다. 섬유소 섭취를 늘리려

뇌에 좋은 식품 vs 나쁜 식품

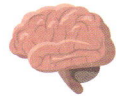

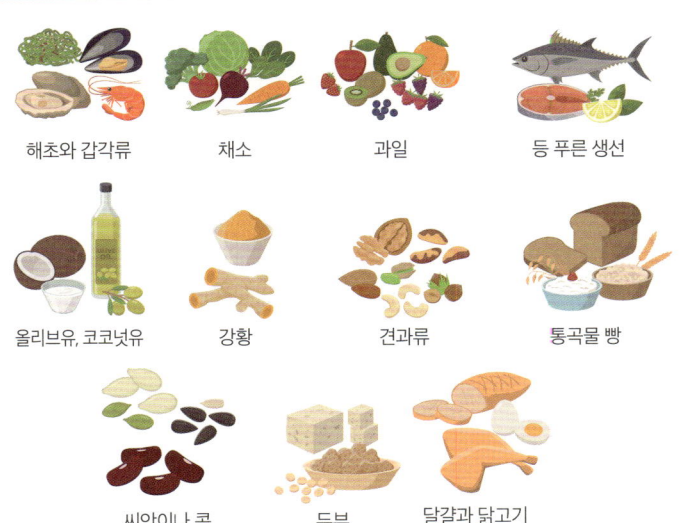

GOOD
- 해초와 갑각류
- 채소
- 과일
- 등 푸른 생선
- 올리브유, 코코넛유
- 강황
- 견과류
- 통곡물 빵
- 씨앗이나 콩
- 두부
- 달걀과 닭고기

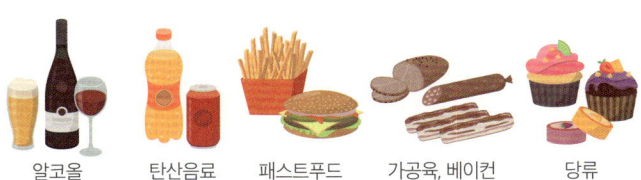

BAD
- 알코올
- 탄산음료
- 패스트푸드
- 가공육, 베이컨
- 당류

면 잡곡밥, 생채소, 과일 등을 꾸준히 먹는다. 다만 한 번에 많이 섭취하기보다는 양을 점차적으로 늘려가는 것이 바람직하다. 또 섬유소 제제를 따로 섭취하는 것보다 식사 중 식품 섭취를 통해 섬유소 섭취량을 늘리는 것을 권장한다.

이 밖에도 표준체중 유지를 위한 식사량을 계획하면 뇌졸중 예방에 도움이 될 수 있다. 그러나 체중 조절을 위해 음식을 무조건 적게 먹기보다는 과식을 피하고 영양소를 매일 골고루 섭취하는 건강한 식습관을 꾸준히 지키는 것이 좋다.

뇌졸중은 뇌와 관련된 질병이다 보니 두려워하는 사람들이 많다. 그러나 작은 노력으로도 예방이 가능하다는 것을 기억하고 매일 최선을 다해 건강한 식탁을 만들어보자.

- 혈압 관리를 위해 국은 건더기 위주로 먹고, 김치와 젓갈, 장아찌류 반찬을 통한 염분의 과다 섭취에 주의한다.
- 콜레스테롤을 낮춰주는 불포화지방산이 풍부한 생선, 두부, 콩 등의 섭취가 권장된다.
- 혈당과 체중 조절을 위해 섬유소 섭취량은 늘리고 포화지방산 섭취는 제한한다.

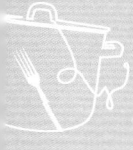

통풍
요산 줄여야 통증 잡는다

▽

H씨(33세)는 얼마 전부터
엄지발가락 주변이 붓고 붉어져 진통소염제를 복용했다.
그런데 점점 통증이 심해지더니
신발을 신기가 어려울 정도로 혹처럼 부어올라
병원을 찾았다.
의사는 H씨에게 통풍 진단을 내리면서
약물치료도 필요하지만
무엇보다 식사 관리가 중요하다고 조언했다.

단백질의 일종인 퓨린이 대사되면서 생성되는 물질인 요산은 신장을 통해 소변으로 배설되는데, 혈액 속에 이러한 요산이 많아져 관절이나 연골 주변으로 쌓이면서 관절을 자극하고 심하면 염증까지 일으키는 질환이 바로 통풍이다. 원인은 확실히 밝혀지지 않았으나 육류, 지방, 알코올의 다량 섭취 등 식이성 요인과 관련되며 비만, 가족력, 성별 등과도 연관이 있다. 특히 서구화된 식생활과 관련이 깊어 통풍 증상을 조절하려면 균형 있는 식사가 필요하다.

문제는 요산, 혈중 요산 수치가 관건

먼저 퓨린 함량이 많은 식품의 섭취를 주의한다. 통풍의 원인이 되는 요산은 체내에서 합성되거나 음식물로부터 섭취된다. 따라서 혈중 요산 수치를 감소시키기 위해서는 퓨린 함량이 높은 식품(육류의 내장 부위, 진한 고깃국물, 등 푸른 생선, 멸치 등)의 섭취에 주의하고 가급적 피한다.

단백질 식품은 대부분 퓨린 함량이 높으므로 과량의 단백질 함유 식품(육류, 생선, 닭고기, 조개류, 콩 등)의 섭취를 제한한다. 소변을 통한 요산 배설을 증가시키기 위해 물을 하루 10잔 이상 마시되, 단맛이 포함된 주스나 음료보다는 생수로 마시는 것을 권장한다.

간혹 요산 배설이 증가된다고 믿어 맥주를 많이 마시는 경우가 있는데, 맥주는 요산 배설을 어렵게 하므로 마시지 않는것이 좋다. 특히 콩팥병이 동반되어 부종이 있는 사람은 과도한 수분 섭취가 문제를 일으킬 수 있어 의료진과 상의가 필요하다.

정상 체중을 유지하는 것도 중요하다. 비만은 통풍의 원인이 될 수 있으며 과도한 체중이 관절에 더 많은 부담을 줄 수 있다. 따라서 체중 감량이 통풍 예방에 도움이 된다. 하지만 급격한 체중 감량은 오히려 혈중 요산 수치를 상승시킬 수 있으므로 체중을 점진적으로 줄여나가도록 한다.

술은 혈액 내 요산 생성을 증가시키고 요산 배설을 어렵게 하며 비만의 원인이 되므로 가능한 한 음주를 제한한다. 만약 통풍이 있다면 술을 마시는 모임 횟수와 술의 섭취량을 조절하는 것이 필요하다.

마지막으로 지방 섭취를 줄인다. 과다한 지방 섭취는 소변을 통한 요산 배설을 억제한다. 따라서 음식을 조리할 때 가급적 기름을 적게 사용하고 찜, 구이 등의 조리법으로 담백하게 먹는다. 땅콩, 잣, 호두 등 견과류의 과잉 섭취에도 주의한다.

> 술과 지방 섭취 줄이고
> 간식은 더 조심

규칙적인 세 끼 식사를 하고 체중 조절이 필요한 경우에는 간식의 섭취량에 유의한다. 매 식사 시 단백질 반찬의 섭취량이 많아지지 않도록 조절하며 나물, 쌈, 샐러드, 국 건더기 등을 통해 채소류를 충분히 섭취한다. 식물성 기름(참기름, 들기름, 올리브유 등)의 섭취는 나물, 볶음과 같은 반찬 조리 시에 사용되는 정도는 괜찮지만 튀김, 전의 경우 섭취량이 많아질 수 있어 주의가 필요하다.

간식으로 과일 섭취도 권장되나 지나치게 먹으면 체중이 늘어날 수 있으므로 하루 섭취량을 조절한다. 유제품은 가급적 저지방(또는 무지방) 제품을 선택하는 것이 좋으며, 물은 하루 10잔 이상 충분히 마신다.

통풍 환자가 외식 시 가장 주의해야 할 점 중 하나는 과식하지 않는 것이다. 특히 고기 섭취량을 조절하고 굽기보다는 삶거나 찌는 방법을 선택한다. 또 탕과 같이 국물을 주로 먹는 음식은 가급적 섭취를 제한하는 것이 좋다. 기름이 많이 들어간 양식, 중식 등도 주의한다.

통풍은 바람만 스쳐도 아프다는 뜻으로 통증이 심한 질환이다. 앞서 소개된 식사 원칙을 매일의 밥상에서 지켜 통증을 효과적으로 줄일 수 있도록 노력해보자.

- 통풍의 증상 관리를 위해서는 균형 잡힌 건강한 식사가 필요하다.
- 육류의 내장 부위, 진한 고깃국물, 등 푸른 생선, 멸치 등 퓨린 함량이 높은 식품의 섭취를 피한다.
- 정상 체중을 유지하고 음주와 지방 섭취를 제한하며 외식 시에는 과식하지 않도록 주의한다.

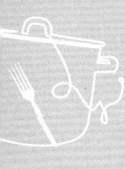

만성 콩팥병
간은 싱겁게, 음식은 맛있게, 열량은 충분히

▽

N씨(39세)는 최근 혈뇨를 자주 보고
소변에 거품이 늘어 병원을 찾았다가
만성 콩팥병 진단을 받았다.
의사는 N씨에게 만성 콩팥병 유전력이 있으므로
투석을 받아야 하는 상황을 막기 위해서는
더 적극적으로 건강관리에 나서야 한다고 말했다.

콩팥은 우리 몸의 노폐물과 수분을 제거하며 나트륨, 칼륨, 칼슘, 인과 같이 꼭 필요한 물질들의 농도를 일정하게 유지해 준다. 또 뼈를 튼튼하게 해주는 비타민D와 적혈구를 생성하는 조혈호르몬을 만들고, 체내에 들어온 약물이나 독소를 제거하는 역할과 함께 혈압을 조절하는 일도 맡고 있다.

이러한 콩팥의 기능이 당뇨병, 고혈압, 사구체신염 등 여러 원인으로 인해 점차 약해지는 병을 만성 콩팥병(신장질환)이라고 한다. 만성 콩팥병이 있는 경우 질병의 진행을 최대한 늦추고 좋은 영양 상태를 유지하기 위해 식사요법을 시행하는 것이 권장된다.

싱겁게 먹고
단백질 섭취량을 조절하라

우리나라 사람들은 짠 음식과 국물을 주로 먹는 식습관 때문에 콩팥병에 더 많이 노출되어 있다. 염분은 수분과 결합해 몸을 붓게 하므로 만성 콩팥병 관리를 위해서는 음식을 싱겁게 먹는 습관을 가지는 것이 중요하다. 그러므로 국, 찌개 등을 통한 국물 섭취와 염장식품(젓갈, 장아찌류 등), 인스턴트 식품의 섭취를 제한한다.

우리 몸은 세포의 성장, 재생, 유지를 위해 단백질을 필요로 한다. 그러나 만성 콩팥병이 있으면 단백질 분해 산물이 체외로 배설되지 못하고 신체 내에 쌓여 요독증을 일으킬 수 있다. 또 과다한 단백질 섭취는 콩팥에 부담을 주고 기능을 빠르게 악화시킬 수 있어 본인의 체격에 맞는 일정량의 단백질 섭취가 권장된다.

> 충분한 열량 섭취하고
> 칼륨, 인 섭취 주의

만성 콩팥병 환자가 체중 감소를 막고 적절한 영양 상태를 유지하기 위해서는 열량을 충분히 섭취해야 한다. 식사량이 줄어 충분한 열량이 공급되지 않으면 근육 조직의 단백질을 열량원으로 쓰게 되면서 체중이 감소하고, 그로 인해 근육이 약해지면서 근육단백질이 분해되고 노폐물을 증가시키는 결과를 초래하게 된다.

따라서 적정한 식사량이 일정하게 유지되고 있는지 주기적으로 점검해야 한다. 또한 단백질 식품 섭취 조절로 인해 열량이 부족할 수 있어 이를 보충하기 위해 조리 시 참기름, 들기름, 식용유, 올리브유 등의 기름 사용이 권장된다.

칼륨은 콩팥을 통해 배설되는데, 만성 콩팥병으로 인해 콩팥의 기능이 떨어지면 칼륨이 배설되지 않아 혈중 칼륨 농도가 높아질 수 있다. 이를 고칼륨혈증이라고 하며, 이때는 칼륨이 많이 들어 있는 식품에 대한 제한이 필요하다. 칼륨 함량이 높은 식품으로는 잡곡류, 고구마, 감자, 과일 등이 있다.

또 콩팥 기능이 떨어지면 인이 몸 밖으로 배출되지 않아 균형을 위해 뼛속 칼슘이 빠져나오면서 뼈가 약해지고 쉽게 부서진다. 따라서 혈중 인 수치가 높을 경우에는 인이 많이 함유된 식품의 섭취를 제한한다. 단백질 급원 식품, 우유 및 유제품, 잡곡류, 견과류 등에 인이 많이 들어 있다.

앞서 살펴본 것처럼 우리 몸에서 수많은 기능을 하는 콩팥은 안타깝게도 한 번 손상되면 회복이 불가능하다. 이를 반드시 기억하고 꼼꼼한 식사 관리를 통해 콩팥의 손상과 기능 저하를 막을 수 있도록 적극적으로 노력해야 한다.

- 만성 콩팥병의 진행을 최대한 늦추고 좋은 영양 상태를 유지하기 위해서는 식사요법 시행이 권장된다.
- 과도한 단백질 섭취가 콩팥에 부담을 줄 수 있으므로 본인의 체격에 맞는 적절한 양을 섭취한다.
- 충분한 열량을 섭취하되 염분, 칼륨, 인이 많이 함유된 식품은 제한한다.

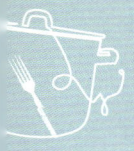

암
항암치료 중에는 반드시 단백질 섭취

▽

C씨(37세)는 최근 유방암 수술을 받고
항암치료에 들어간 친구의 소식을 들었다.
항암치료로 힘들어하는 친구에게
위로와 용기를 주기 위해 만나기로 한 C씨.
이왕이면 기운을 낼 수 있는 음식을 사주고 싶은데
어떤 것을 선택해야 할지 결정이 어렵다.

암을 진단받은 환자들의 가장 큰 고민은 바로 식품 선택과 식단 구성이다. 질병 관리를 위해 자신의 병에 대해 잘 아는 것은 필수이며, 특히 암은 정확한 지식을 바탕으로 한 실천이 치료의 관건이 된다. 하지만 요즘 같은 정보의 홍수 시대에는 과학적 근거가 있거나 믿을 만한 정보인지 판단하는 것이 어려울 때가 많다. 암이 무서운 질병임은 틀림없지만 의료기술의 발달로 암 생존율은 꾸준히 향상되고 있다. 따라서 암 치료 시 주치의와의 신뢰 형성을 바탕으로 본인의 질병 상황에 맞는 적절한 식사 관리를 하는 것이 매우 중요하다.

민간요법, 보조식품은 아직 과학적 근거 없어

암환자들이 가장 많이 하는 질문은 민간요법이나 보조식품에 관한 것이다. 하지만 대부분의 민간요법은 비용이 비쌀 뿐만 아니라 과학적으로 증명되지 않아 권장하기 어렵다. 혹시라도 환자 또는 가족들이 민간요법에 대한 유혹이 느껴진다고 하면 반드시 주치의와 상의하도록 한다. 보조식품도 마찬가지다. 암환자와 가족들은 항암 효과가 있고 암을 치료해줄 것처럼 광고하는 무수히 많은 보조식품에 현혹되기도 한다. 하지만 분명한 것은 이러한 보조식품들의 효과에 대한 과학적 근거 역시 아직 부족하다는 점이다.

특정한 영양소나 식품으로 암을 치료할 수는 없다. 암 치료 시 가장 중요한 원칙은 체력과 신체 기능을 최상의 상태로 유지하는 것이며, 그러기 위해서는 민간요법이나 보조식품에 의존하기보다는 음식을 제대로 먹어야 한다.

적절한 열량 섭취로 영양부족 막아야

그렇다면 항암치료 중에는 어떻게 먹어야 할까? 먼저 자신에게 알맞은 식사량을 유지해야 한다. 암환자들은 암 자체보다는 섭취량 부족으로 인한 영양불량에 고통받는 경우가 많다. 따라서 식사량이 줄어들 경우 세 끼 식사 외에 다양한 간식이나 열량 밀도가 높은 부재료를 활용해 섭취 열량을 높여 준다. 예를 들어 죽을 섭취하면 반찬을 잘 먹지 않게 되므로 흰죽보다는 고기죽, 전복죽, 닭죽 등을 선택하면 자연스럽게 밀도를 높일 수 있다. 또 미숫가루를 물에 타서 먹기보다는 우유 또는 두유를 활용하면 더 많은 열량과 단백질을 섭취할 수 있다.

암환자들이 가장 오해하는 것 중 하나는 기름을 섭취하면 안 된다고 생각하는 것이다. 이는 잘못된 지식이며, 반찬 조리 시 적당량의 참기름, 들기름, 식용유, 깨소금 등의 사용이 가능하다. 다만 좋은 것도 지나치면 문제가 되듯이 기름 섭취량이 늘면 열량이 많아지고 살이 찔 수 있어 치료 종료 후 체중 조절을 해야 하는 경우라면 기름 섭취량에 주의한다.

암 치료를 돕는 단백질, 피하지 마세요

암환자들은 단백질이 암세포를 자라게 한다고 생각해 단백질 식품, 특히 육류의 섭취를 기피하는 경우가 많다. 그러나 단백질 섭취를 하지 않으면 우리 몸이 암세포보다 더 빨리 지치게 된다. 이는 암세포가 영양분을 빼앗아 몸보다 빠르게 자라기 때문이다. 적절한 단백질 섭취는 오히려 항암치료를 견딜 수 있도록 체력을 유지하는 데 도움을 준다.

암 수술을 받은 경우에도 빠른 회복을 위해 단백질 섭취가 필요하며 고기를 먹는 것이 전혀 문제가 되지 않는다. 항암치료를 할 때는 정상 세포도 영향을 받기 때문에 평소보다 더 많은 세포가 만들어져야 하고, 면역력 증가를 위해서라도 단백질 공급이 중요하다.

육류는 다른 식품에 비해 단백질의 질이 우수하고 철분, 비타민B12 등 여러 비타민과 무기질이 많이 함유되어 있다. 따라서 육류를 포함한 생선, 달걀, 두부, 콩, 우유 등의 단백질 급원 식품 섭취가 요구된다.

종종 단백질 급원 섭취를 위해 사골 국물을 먹는 사람들이 있다. 사골 국물에 약간의 단백질과 무기질 등이 있기는 하지만 고기, 생선, 달걀 등에 비하면 단백질 함량이 매우 적다. 그러므로 사골 국물 위주로 먹기보다는 사골을 끓일 때 고기를 같이 넣어 끓인 후 국을 먹을 때마다 고기를 몇 점씩 같이 먹는 것이 바람직하다.
하지만 치료 종료 후 재발 방지를 위한 식사를 하는 경우에는 수술이나 항암치료 때보다 단백질 필요량이 적어지고 육류 섭취에 따른 암 발생 요인을 줄여야 하므로, 육류의 1회 섭취량과 섭취 빈도를 적절히 조절해야 한다.

제철 채소와 과일 통해 비타민과 무기질 보충

채소와 과일을 충분히 섭취하는 것도 권장된다. 채소와 과일은 인체의 영양소 대사와 생리 활성을 돕는 비타민과 무기질의 함량이 높다. 특히 항산화 작용과 항암 작용으로 주목받고 있는 영양소인 파이토케미컬과 섬유소의 주요 급원이다. 하지만 각 미량 원소에 대한 영양소 섭취량 기준이 확립되어 있지 않으므로 보조식품 또는 농축 상태로 먹기보다는 자연식품 그대로 섭취하는 것이 좋다.
또 환자들로부터 많이 듣는 질문 중 하나가 꼭 유기농 식품을 먹어야 하는지에 대한 것이다.
암을 진단받은 환자와 가족들은 몸에 조금이라도 더 좋은 것을 찾게 된다. 유기농 식품이 안심하고 먹을 수 있는 먹거리이기는 하지만, 암의 위험을 감소시킨다는 증거는 아직 밝혀지지 않았다.
따라서 유기농 식품을 찾기보다는 위생적인 세척을 준수하고 가급적 제철에 나온 신선하고 다양한 종류의 식품을 섭취하는 것이 비용과 효과 면에서 바람직하다.

암을 진단받으면 환자들은 그동안의 식생활을 부정하며 암을 유발한다고 알려진 음식은 피하고 암을 치료한다고 알려진 음식만을 먹기 시작한다. 그러나 암환자에게 특별히 좋은 음식은 없으며, 암에 좋다는 음식 하나만을 먹는다고 질병의 진행을 막을 수도 없다. 항암치료를 받는 동안에는 질 좋은 단백질을 비롯해 우리 몸에 필요한 모든 영양소를 충분하게 공급하는 것이 무엇보다 중요하다. 좋은 영양이 곧 튼튼한 체력으로 이어지고, 튼튼한 체력을 유지해야 암과의 투병에서 이길 수 있기 때문이다. 그리고 암 치료 중의 식사는 암을 예방하는 식사와 분명히 다르므로 본인의 상황에 맞는 식사요법이 필요하다는 것도 반드시 기억해야 한다.

- 암 치료 시에는 주치의와의 신뢰 형성을 바탕으로 본인의 상태에 맞춘 식사 관리를 하는 것이 필요하다.
- 정상 세포의 재생과 항암치료에 견딜 수 있는 체력을 키우기 위해 육류를 포함한 단백질 급원 식품 섭취가 권장된다.
- 비타민과 무기질을 보충하되 보조식품이나 농축 상태로 섭취하기보다는 제철 채소와 과일을 충분히 먹는 것이 좋다.

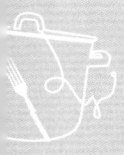

장기이식
달고 짜고 기름진 음식 No! 칼슘 섭취 Yes!

▽

L씨(31세)의 조카는 얼마 전 신장이식수술을 받았다.
어린 나이에 힘든 수술을 묵묵히 견뎌낸 조카가
자랑스러우면서도 안쓰러웠던 L씨는
조카가 평소 좋아하던 음식을 샀지만 줄 수가 없었다.
이식 후에 식품을 가려서 먹어야 한다는 점을
잘 몰랐던 것이다.

이식 후 초기에는 수술 상처의 회복을 위해 충분한 열량과 단백질 섭취가 권장된다. 이때 식품 위생에 주의해야 하는데, 면역력이 감소해 식품과 음식을 통한 감염이 일어날 수 있어 이를 예방하는 안전한 식사가 필요하다. 이식 후 장기간의 영양 관리 시에는 면역억제제 사용에 따른 다양한 합병증(고혈당, 이상지질혈증, 고혈압, 골다공증 등)의 발생을 예방하기 위해 적절한 양의 균형 잡힌 식사와 함께 다음과 같은 영양 관리를 해야 한다.

> 정상 체중 유지하고
> 염분과 지방 섭취는 제한

먼저 정상 체중을 유지한다. 정상 체중보다 증가하면 혈압 상승, 이상지질혈증, 혈당 증가 등을 유발할 가능성이 높아지므로 적절한 열량을 섭취한다.

면역억제제는 몸 안에 나트륨과 수분을 보유하게 해 혈압을 높일 수 있다. 따라서 음식을 싱겁게 먹고 염분 함량이 높은 식품(장류, 장아찌, 젓갈, 자반 생선, 인스턴트 식품, 가공식품 등)의 섭취에 주의한다.

이식 후 이상지질혈증과 심장질환의 발생을 예방하기 위해 콜레스테롤과 포화지방산이 많은 식품의 섭취는 가급적 피하고, 불포화지방산이 함유된 식품을 선택한다. 그러나 불포화지방산도 과량 섭취하면 체중을 증가시킬 수 있으므로 섭취량이 많아지지 않도록 조절한다.

좋은 지방

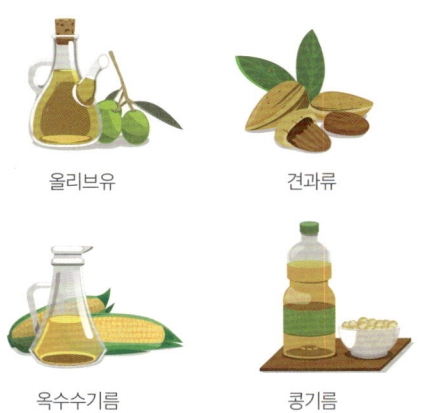

올리브유　　　견과류

옥수수기름　　콩기름

나쁜 지방

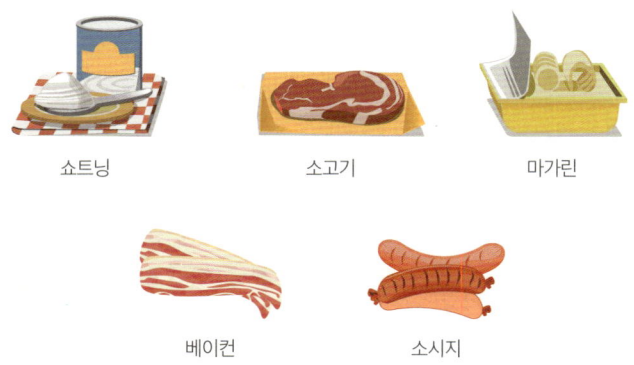

쇼트닝　　소고기　　마가린

베이컨　　소시지

칼슘은 보충, 단순당 섭취는 줄이기

충분한 칼슘 섭취도 요구된다. 장기간의 면역억제제 복용이 칼슘 흡수를 저하시킬 수 있어 충분한 칼슘 섭취를 통해 골다공증을 예방해야 한다. 또 면역억제제가 혈당을 상승시키므로 혈당 조절과 체중 증가 방지를 위해 단순당 함유 식품(설탕, 꿀, 사탕, 단 케이크, 초콜릿, 사이다와 콜라 등의 가당음료)의 섭취를 적절히 제한하는 것이 필요하다.

Good	불포화지방산이 많이 함유된 식품	참기름, 들기름, 올리브유, 옥수수기름, 콩기름, 등 푸른 생선, 견과류 등
Bad	포화지방산이 많이 함유된 식품	갈비, 삼겹살, 닭껍질, 베이컨, 소시지, 버터, 팜유(커피 프림, 라면, 과자) 등
	콜레스테롤이 많이 함유된 식품	소간, 돼지간, 달걀노른자, 오징어, 새우, 장어, 생선알과 내장

- 이식 후 초기에는 수술 상처의 회복을 위해 충분한 열량과 단백질 섭취가 권장된다.
- 이식 초기에 감소한 면역력으로 인해 식품, 음식을 통한 감염이 일어날 수 있어 위생적이고 안전한 식사를 하는 것이 중요하다.
- 이식 후에는 염분, 지방, 단순당은 제한하고 칼슘을 충분히 섭취한다.

7부

똑똑하고 지혜로운 식생활

암 예방

식품 알레르기

음식과 약물의 상호작용

냉장고 수납법

웰빙 조리법

임신부의 식사 관리

어르신의 식사 관리

모유 수유

영양표시

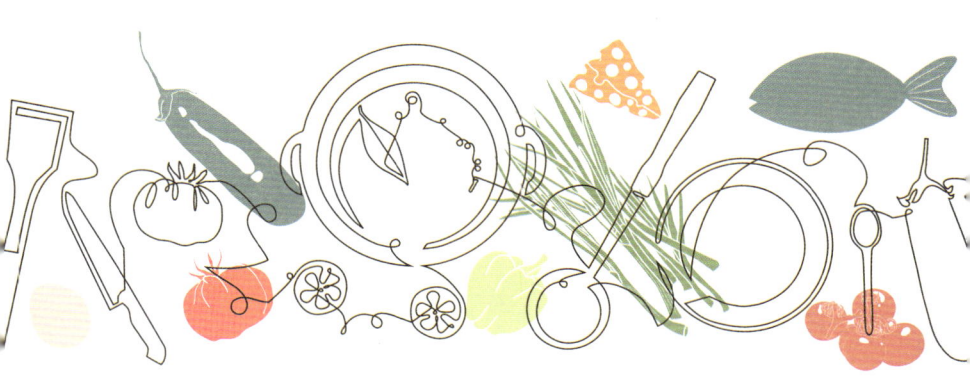

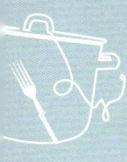

암 예방

다양한 채소와 과일, 건강체중 유지

▽

J씨(34세)는 가족에 암 병력이 있다 보니
다른 사람들보다 건강에 더 관심을 갖고 신경을 쓴다.
운동을 꾸준히 하고 좋은 먹거리를 챙겨 먹는 것은
누구나 다 아는 상식이지만, 과연 이것만으로도
암을 예방할 수 있을지 궁금하다.

세계보건기구는 "암 발생의 3분의 1은 예방활동 실천으로 예방이 가능하고, 3분의 1은 조기 진단 및 조기 치료로 완치가 가능하며, 나머지 3분의 1의 암환자도 적절한 치료를 하면 완화가 가능하다"고 설명하며 '3-2-1'을 상징하는 3월 21일을 암 예방의 날로 지정했다. 대한암학회에서도 암 예방을 위한 영양 가이드라인을 제시했는데, 개인의 건강을 위한 암학회 권고안에 따르면, 핵심 내용은 평생 건강체중을 유지 및 관리하고 규칙적으로 신체활동을 하며 음주량을 제한하는 것이다.

건강체중 유지 및 관리

평생 동안 자신에게 적절한 건강체중을 유지하되, 나이와 상관없이 체중이 과도하게 늘지 않도록 한다. 이를 위해 규칙적으로 신체활동을 하고 고열량 식사와 음료의 섭취를 제한한다.

건강체중 유지와 관리에 도움이 되는 적정량의 식사와 음료를 섭취하되, 가공육과 붉은 고기 대신 생선, 닭고기, 콩, 두부 등을 먹는 것이 좋다. 만약 붉은 고기를 먹을 경우에는 기름기가 적은 부분을 선택해 소량만 섭취한다. 또 육류, 닭고기, 생선 종류를 튀기거나 숯불에 굽는 대신 오븐 또는 불에 굽거나 데쳐 먹는다.

매일 2½접시* 분량 이상의 채소와 과일을 세 끼 식사와 간식 때 섭취하고 다양한 종류를 골고루 선택한다. 또한 가공하지 않은 것으로 먹고, 기름진 소스와 함께 먹지 않는다. 그리고 정제 곡류 가공품 대신 정제하지 않은 곡류를 선택한다. 즉 통곡물로 만든 빵, 파스타, 시리얼(보리, 귀리 등)을 먹고 백

암 예방 수칙 10가지

1 담배를 피우지 말고, 남이 피우는 담배 연기도 피하기
2 채소와 과일을 충분하게 먹고, 다채로운 식단으로 균형 잡힌 식사하기
3 음식을 짜게 먹지 않고, 탄 음식을 먹지 않기
4 암 예방을 위해 하루 한두 잔의 소량 음주도 피하기
5 주 5회 이상, 하루 30분 이상, 땀이 날 정도로 걷거나 운동하기
6 자신의 체격에 맞는 건강체중 유지하기
7 예방접종 지침에 따라 B형 간염과 자궁경부암 예방접종 받기
8 성 매개 감염병에 걸리지 않도록 안전한 성생활 하기
9 발암성 물질에 노출되지 않도록 작업장에서 안전 보건 수칙 지키기
10 암 조기 검진 지침에 따라 검진을 빠짐 없이 받기

출처 : 국가암정보센터

미 대신 현미를 먹는 것이다. 과자, 사탕, 가당 시리얼, 기타 고당도 식품 등은 정제 탄수화물 식품이므로 섭취를 줄인다.

| 음주량
| 제한

성인의 경우 중간 강도 또는 강도가 높은 신체활동을 규칙적으로 실시한다. 자신의 일상적인 활동 이상의 신체활동은 건강에 많은 도움이 될 수 있다. 암 예방을 위해서는 하루 한두 잔의 소량 음주도 피하는 것이 권고된다.

*400-500g. 접시로는 5접시 정도 분량이며 데쳐 먹을 경우에는 2½접시를 의미한다.

- 평생 건강체중을 유지 및 관리하고 규칙적인 신체활동을 병행한다.
- 채소와 과일, 비정제 곡류를 충분히 먹는다.
- 중간 또는 높은 강도의 신체활동을 규칙적으로 실시한다.

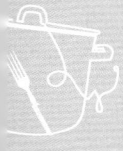

식품 알레르기
피할 방법은 따로 있다

▽

A씨(34세)는 지난 주말 아이의 온몸에
두드러기가 심하게 올라와 고생한 기억을 떠올렸다.
원인은 아이가 먹은 수박이었다.
병원에서는 앞으로도 수박을 비롯한
박 종류 과일은 피하는 게 좋겠다고 조언했다.
어릴 때부터 수박을 문제없이 먹어온 A씨는
아이에게 수박 알레르기가 있다는 사실이 놀라웠다.

식품 알레르기란 원인이 되는 식품 섭취 후 몸의 면역체계가 식품 속 단백질 성분과 반응해 다양한 증상을 일으키는 면역 과민반응 현상을 말한다. 면역기전과 무관하게 나타나는 식품 불내증은 특이체질, 심리적 반응, 효소 결핍 등 신체적 요인에 따라 발생하거나 식품에 포함된 약물 성분, 첨가물 등에 의해 증상이 나타나는 경우로, 식품 알레르기와는 엄연히 다르다.

소량이어도 위험하다

식품 알레르기는 매우 소량이어도 반응을 보일 수 있기 때문에 몸에 묻거나 공기 중의 성분을 흡입만 해도 증상이 나타날 수 있다. 증상으로는 두드러기, 홍반, 가려움증, 기침, 재채기, 호흡곤란, 복통, 구토, 의식 저하 등이 있으며 심한 경우 전신 과민반응 쇼크로 목숨을 위협받을 수 있다.
식품 알레르기의 원인 식품은 연령대에 따라 다르게 나타난다. 영유아에서는 우유, 달걀, 콩, 밀, 호두, 땅콩 등이 흔한 알레르기 유발 식품이다. 아동에게는 사과, 복숭아, 당근, 멜론 등이, 청소년과 성인에게는 새우, 조개, 갑각류, 생선, 메밀 등이 대표적인 알레르기 식품이다.
식품 알레르기의 치료는 원인 식품을 정확히 진단해 이를 피하는 것이다. 그러나 생선 또는 돼지고기 등이 알레르기의 흔한 원인이 된다고 해서 모든 생선과 육류를 피하는 것은

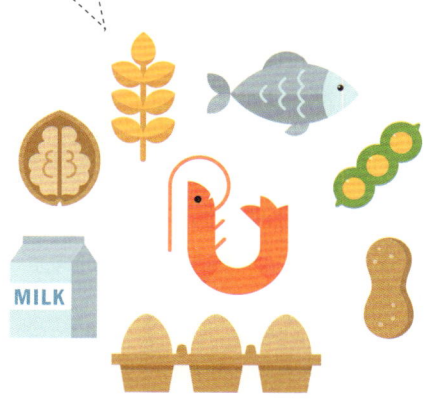

식품 알레르기는 매우 소량이어도 반응을 보일 수 있기 때문에 몸에 묻거나 공기 중의 성분을 흡입만 해도 증상이 나타날 수 있다. 식품 알레르기의 치료는 원인 식품을 정확히 진단해 이를 피하는 것이다.

오히려 영양 불균형을 만들 수 있어 바람직하지 않다. 따라서 전문의 진료를 통해 정확한 원인 식품을 찾고, 해당 식품과 해당 식품이 포함되어 있는 가공식품을 제한해야 한다. 그리고 가급적 가공, 첨가하지 않은 신선식품을 섭취하는 것이 알레르기 식품에 노출될 확률이 적다.

식품 알레르기는 원인 식품을 피하는 것이 최선의 방법이므로 유기농, 무농약 등 친환경 재료를 먹는다고 해서 식품 알레르기가 개선되지는 않는다.

외식 시에는 음식에 어떤 재료가 사용되는지를 미리 확인해 본인의 알레르기 유발 식품을 빼달라는 말과 함께 주문한다. 식품의약품안전처에서는 알레르기 유발 물질 표시 대상 식품을 기존 21개에 2020년 1월 잣을 추가함으로써 총 22개를 지정해 관리하고 있다. 그러므로 식품 알레르기가 있다면 식품 라벨의 알레르기 유발 식품 표시 사항을 반드시 미리 확인하고 피하는 것이 바람직하다.

*알레르기 유발 물질 표시 대상 식품(총 22개) : 소고기, 돼지고기, 닭고기, 알류(가금류에 한함), 우유, 대두, 밀, 메밀, 고등어, 오징어, 게, 새우, 조개류(굴, 전복, 홍합 포함), 복숭아, 토마토, 땅콩, 호두, 잣, 아황산 포함 식품

- 식품 알레르기는 원인 식품에 대한 면역 과민반응으로, 면역기전과 무관하게 나타나는 식품 불내증과는 엄연히 다르다.
- 원인 식품이 몸에 묻거나 공기 중의 성분을 흡입하는 정도의 매우 소량이어도 알레르기 반응이 나타날 수 있어 주의가 필요하다.
- 전문의 진료로 원인 식품을 정확하게 파악하고, 식품 라벨의 알레르기 유발 식품 표시 사항을 미리 확인한다.

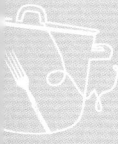

음식과 약물의 상호작용
반드시 기억해야 할 최악의 궁합

▽

C씨(31세)는 빈혈이 있어 철분제를 처방받았다.
약국에서 우유는 철분제 복용 전후로
2시간 이상의 간격을 두고 마시는 것이 좋다고 알려주었다.
C씨는 식품인 우유가 약물인 철분제에
영향을 미친다는 것을 알고 자신이 복용 중인
다른 약물과 작용하는 식품에 대해서도 궁금해졌다.

질병 치료를 위해 복용하는 약물과 식품 사이에 상호작용이 발생하면 원래 의도했던 약물의 효과에 영향을 미친다. 또 약물의 작용이 방해를 받거나 나빠지고, 새로운 부작용을 유발하기도 한다. 심한 경우 약물이 음식의 체내 이용에 변화를 일으켜 위험한 상황을 초래할 수도 있다.

자몽주스와 가장 많은 상호작용 일어나

약물과 가장 많은 상호작용을 일으키는 대표적인 식품은 자몽주스다. 자몽주스와 상호작용이 나타나는 약물에는 혈압약, 항암제, 콜레스테롤 수치를 낮추는 약, 면역억제제 등이 있다. 혈압약과 자몽주스를 같이 복용하면 칼슘차단제의 대사를 저해시켜 약효가 과도하게 나타날 수 있고, 항암제와 같이 복용할 경우에는 혈중 약물 농도를 증가시킬 수 있다. 또 면역억제제와 같이 복용하면 혈압 상승, 콩팥 독성 등을 유발할 가능성이 있다.

와파린과 비타민K, 항생제와 우유 조합 주의

와파린(warfarin)은 혈관 내에 혈전이 생성되는 것을 예방하고 지연시키기 위해 사용되며, 음식과의 상호작용이 보고되는 약물 중 하나다. 와파린 복용 환자가 혈액 응고 작용을 촉진시키는 영양소인 비타민K를 함유한 식품을 과다 섭취하면 와파린의 작용이 저하될 수 있다. 케일, 쑥갓, 무청, 취, 부추, 시금치 등이 대표적인 비타민K 함유 식품이다.

항생제는 우유와 함께 복용 시 약물 성분이 칼슘, 마그네슘 등의 이온과 결합해 체내 흡수가 저하되고 약효가 감소할 수 있으므로 반드시 물과 함께 복용해야 한다.

약 복용 시 음주를 반드시 피해야 할 이유

음주는 의사에게 처방받은 약뿐만 아니라 상비약과도 상호작용이 발생할 가능성이 높다. 알코올은 약물의 효과를 떨어뜨리거나 없애고, 작용을 위험하게 만든다.

특히 대표적인 진통제인 타이레놀은 술과 함께 복용하면 간 손상, 위장관계 출혈 위험성이 증가할 수 있어 주의가 필요하다.

이 외에도 알레르기, 감기, 심장병, 우울증, 당뇨병, 고혈압, 불면증 등을 치료하는 약물은 알코올과 같이 섭취했을 때 좋지 않은 상호작용을 유발한다.

음식과 약물의 상호작용을 피하기 위해서는 약물에 표시된 주의 사항을 반드시 준수해야 한다. 따라서 약물이 들어 있던 원래의 포장지를 잘 보관하고, 처방된 약을 복용할 때는 주의해야 할 식품을 미리 확인하는 것이 중요하다. 복용 중인 약이 제대로 된 효과를 발휘할 수 있도록, 잊지 말고 체크하자.

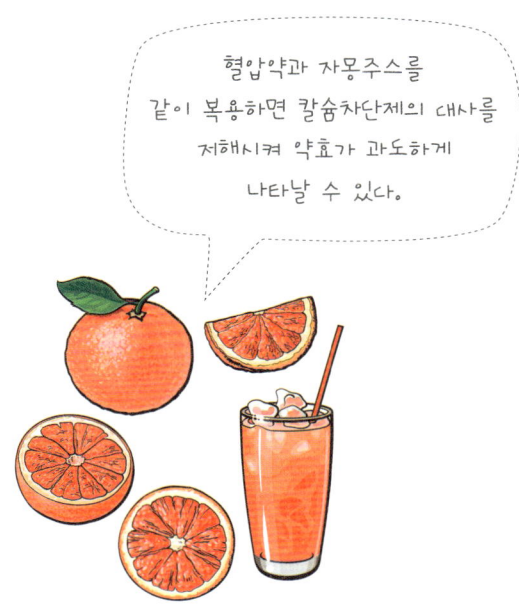

혈압약과 자몽주스를 같이 복용하면 칼슘차단제의 대사를 저해시켜 약효가 과도하게 나타날 수 있다.

- 자몽주스는 혈압약, 항암제, 콜레스테롤 수치를 낮추는 약, 면역억제제 등과 함께 먹으면 문제를 일으킬 수 있다.
- 비타민K는 와파린의 작용을 저해하고, 우유는 항생제의 체내 흡수와 약효를 감소시키므로 함께 먹지 않도록 주의한다.
- 알코올은 약물의 효과를 떨어뜨리거나 없애고 작용을 위험하게 만들기 때문에 약을 복용할 때는 금주를 해야 한다.

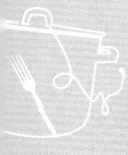
냉장고 수납법
냉장고 200% 활용하는 싱싱 보관법

▽

코로나19 유행 초반, 한국에 식품 사재기 대란이
일어나지 않은 이유에 대해 주부들이 냉장고에
몇 달은 버틸 수 있을 정도로 이미 식품을
꽉 채워놨기 때문이라는 우스갯소리가 있었는데,
K씨(35세)의 냉장고가 딱 그랬다. 정리를 하다 보니
유통기한을 훌쩍 넘긴 식품은 물론, 구입했던 기억마저
흐릿한 식품들이 쏟아져 나왔다.
K씨는 이번만큼은 냉장고를 잘 관리하고 싶은데
어떻게 해야 할지 감이 잡히지 않았다.

냉장고의 보급과 풍부해진 먹거리로 인해 사람들은 냉장고에 음식을 많이 보관하게 되었다. 하지만 냉장고가 안전하다고 과신해 무조건 식품을 냉장고에 보관하는 것은 큰 문제다. 식중독균이 냉장고에서 죽는 것이 아니라 낮은 온도에서 증식과 성장만 억제되는 것이기 때문이다. 아무리 영양가 있게 잘 먹어도 위생이 나쁜 음식을 먹으면 탈이 나는 법. 똑똑한 냉장고 사용법에 대해 알아보자.

육류는 소분하거나 부위별로 보관

소고기, 돼지고기, 닭고기 등의 육류는 상하기 쉬우므로 밀폐용기나 비닐봉투 등에 따로 담아 서로 닿지 않도록 한다.

특히 닭고기는 육류 중에서도 가장 상하기 쉬운 식품으로, 술과 소금으로 밑간을 해서 냉장 보관하면 좀 더 오래 두고 먹을 수 있다. 만약 통째로 구입했다면 내장 제거 후 깨끗이 씻어 부위별로 분리 보관한다.

냉동으로 보관할 때는 한 번에 먹을 만큼씩 양을 나누고, 표면에 식용유를 살짝 발라 고기가 공기와 접촉하면서 색이 변하거나 맛이 나빠지는 것을 방지한다. 냉동실에 얼려두었던 육류를 해동할 때는 상온이나 물보다는 냉장실로 잠시 옮겨 놓거나 전자레인지를 사용하는 것이 세균 번식의 가능성을 줄여준다.

어패류와 생선은
깨끗이 씻어 밀폐 보관

어패류의 근육은 육류에 비해 결체조직이 적어 살이 연하고 쉽게 부패한다. 생선의 부패는 내장과 아가미에서 시작되므로 먼저 물로 씻어 비늘, 내장, 아가미를 제거하고 소금물로 뱃속까지 씻은 다음, 소쿠리에 담아 물기를 빼고 다시 한번 종이타월로 물기를 닦은 뒤 냉동실에 얼린다. 이때 소금, 후춧가루, 청주로 살짝 밑간을 해서 냉동하면 생선살이 단단해지고 간이 배어 해동 후 바로 조리해도 맛이 좋다.

그리고 한 번에 먹을 만큼씩 랩으로 싸서 비닐봉투에 담아 냉동 보관하고, 생선은 특히 다른 식품에 냄새가 오염되기 쉬우므로 밀폐된 용기에 넣는 것이 좋다. 이때 랩을 켜켜이 깔면서 생선 토막을 올리면 나중에 꺼낼 때 잘 떨어져 편리하다. 새우나 게 등의 갑각류를 바로 먹지 않을 때는 손질해 삶거나 데친 후 물기를 빼고 식혀 비닐봉투에 넣어 보관한다.

채소류는 물기가 마르는 것을 막기 위해 뚜껑이 있는 용기나 비닐봉투에 보관하고, 물기가 많은 채소를 얼지 않게 하려면 채소 칸에 넣는 것이 좋다. 흙이 묻은 채소를 씻지 않은 채 그냥 보관해야 하는 경우에는 신문지에 말아두거나 비닐봉투에 따로 넣어 보관한다. 깻잎과 버섯 종류는 습기에 약하므로 종이타월로 물기를 닦은 뒤 수분을 흡수하는 종이타월에 싸서 보관하는 것이 바람직하다.

냉장고, 식품별 명당자리 따로 있다

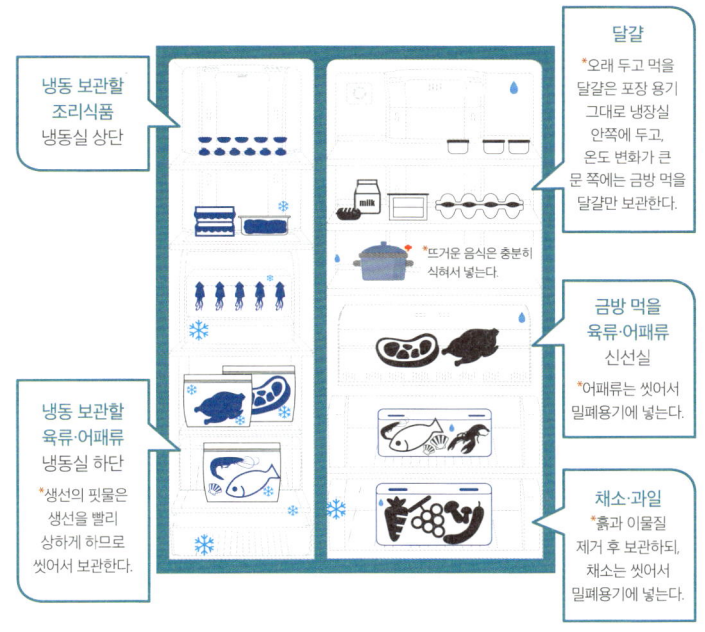

식품마다 필요한 온도와 습도가 다르고,
냉장고 또한 위치에 따라 온도가 다르므로 식품별 보관 위치를 지켜야
식품의 신선도를 유지할 수 있다.

보다 신선한 식품 보관을 위해 냉장고 문은 자주 열지 말고,
전체 용량의 70%만 채운다.

출처 : 식품의약품안전청

과일은 함유된 수분의 건조를 막기 위해 비닐봉투에 넣어 보관하되, 비닐에 2-3개 정도 구멍을 뚫어 산소를 공급해준다. 흔히 사과를 과일 칸에 다른 과일과 섞어 보관하면 다른 과일이 쉽게 시들고 맛이 떨어지는 현상을 볼 수 있다. 이는 사과가 내뿜는 에틸렌의 작용 때문인데, 에틸렌은 식물 호르몬의 일종으로 씨앗의 싹을 돋게 하고 잎을 떨어뜨리거나 열매를 잘 익게 하는 역할을 한다. 그러므로 사과는 따로 비닐봉투에 담아 다른 과일과 분리해 보관하는 것이 좋다.

냉장고 꽉 채우지 않고 깨끗하게 닦아야

가장 바람직한 냉장고 사용 방법은 내용물을 60-70% 정도만 채우는 것이다. 냉장고가 꽉 차 있으면 냉장고 안에 냉기 순환이 되지 않아 저온 유지가 어려워 내용물의 신선도를 떨어트리는 원인이 된다.

그리고 올바른 수납과 함께 냉장고 자체의 위생에도 신경 써야 보다 안전하다. 냉장고 바닥이나 벽면에 음식물이 묻으면 곰팡이가 생겨 식품이 오염될 수 있기 때문이다. 따라서 냉장고를 항상 깨끗하게 닦고 온도가 잘 유지되고 있는지 주의 깊게 살펴야 한다.

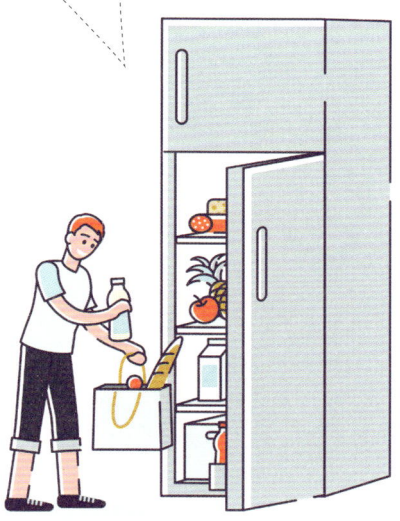

냉동실에 얼려두었던 육류를 해동할 때는 상온이나 물보다는 냉장실로 잠시 옮겨놓거나 전자레인지를 사용하는 것이 세균 번식의 가능성을 줄여준다.

- 육류와 생선은 깨끗이 씻어 물기를 제거한 다음, 용기나 비닐봉투에 담아 밀폐 보관한다.
- 사과와 다른 과일을 섞어 보관하면 에틸렌의 작용으로 다른 과일이 시들거나 맛이 떨어지므로 비닐봉투에 담아 따로 보관한다.
- 냉장고 속 내용물을 60-70% 정도만 채운다.

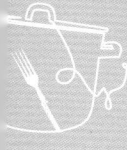

웰빙 조리법
영양 살리고 건강 잡는 똑똑한 조리법

▽

P씨(35세)는 최근 요리 실력이 늘어
가족들에게 맛있는 식사를 만들어줄 수 있다는 것에
뿌듯함과 보람을 느끼고 있다.
사랑하는 가족들을 위해
영양까지 챙긴 식사를 만들고 싶은데
어떤 조리법이 가장 적합할지
구분이 잘 서지 않는다.

최근 웰빙에 대한 관심이 높아지면서 영양 섭취에 대한 관심 또한 높아지고 있다. 조리 시 영양소의 손실을 최대한 막을 수 있는 방법에 대해 알아보자.

담백하게 먹는 방법, 따로 있다

생선을 토막 낸 채로 물에 씻으면 생선살에 붙어 있는 단백질 성분이 씻겨나가면서 영양소가 손실되고 담백한 맛도 떨어질 수 있다. 따라서 토막 내기 전에 씻거나 키친타월로 잘 닦아 내 요리하는 것이 좋다.

닭고기는 껍질 부위에 지방 성분이 많으므로 껍질 제거 후 조리하거나, 요리 전에 손질한 닭고기를 뜨겁게 달군 팬에서 겉면이 살짝 익을 정도로 구워준다. 이때 빠져나온 기름기를 닦아낸 후 요리하면 담백한 맛을 즐길 수 있다. 콜레스테롤이나 중성지방 수치가 높은 사람은 이런 조리법을 이용하는 것이 바람직하다.

채소마다 다른 건강 조리법

채소의 영양소 손실을 가장 적게 할 수 있는 조리법은 찜기를 이용하는 것이다. 그러나 베타카로틴이 많은 호박, 당근, 토마토는 기름에 살짝 볶는 것이 체내 흡수율을 높인다. 삶거나 데치는 요리를 할 때는 물을 적게 사용하고 뚜껑은 덮는 것이 좋으며, 가급적 크게 썰어 영양 성분이 물에 녹아나지 않도록 하는 것이 중요하다.

이렇게 채소를 삶은 물은 버리지 말고 국이나 찌개에 사용하면 좋은데, 만성 콩팥병으로 칼륨 조절을 해야 하는 사람에게는 권장하지 않는다.

칼륨을 가급적 적게 섭취해야 할 경우에는 준비한 재료의 10배 이상의 물에 데치거나 삶고 헹구는 방법 또는 물에 담갔다가 그 물은 버리고 재료만 이용해 조리하는 방법이 좋다.

| 인스턴트 식품을
| 건강하게 먹는 방법

현대사회를 살아가면서 건강한 음식을 선택하는 것은 중요한 이슈다. 하지만 권장되지 않는 음식을 꼭 먹어야 할 상황이라면 어떻게 해야 좀 더 건강하게 먹을 수 있을지 고민하고 생각해봐야 한다.

인스턴트 식품은 염분을 많이 가지고 있어 혈압 조절을 해야 하는 경우에는 권장되지 않는다. 하지만 꼭 먹어야 한다면 염분과 포화지방산 섭취를 조절하는 것이 좋다.

라면을 예로 들어보자. 먼저 면은 몸에 해로운 지방을 제거하기 위해 삶아서 찬물에 헹궈 물기를 뺀다. 그리고 다양한 채소를 썰어 후라이팬에 볶은 뒤 면을 넣고 굴소스 등을 이용해 볶아내면 색다른 맛을 느끼면서 건강하게 먹을 수 있다.

많은 이들이 '웰빙 조리법'이라고 하면 대단한 기술이 필요하거나 품이 많이 드는 것으로 생각하기 쉽지만, 앞서 소개한 것처럼 대부분의 방법이 쉽고 간단한 편이다. 어렵거나 복잡하지 않은 만큼 오늘부터라도 실천한다면 매일 건강한 식사를 누릴 수 있을 것이다.

- 생선은 토막 내기 전에 씻거나 키친타월로 잘 닦아내 요리해야 단백질의 손실을 막을 수 있다.
- 채소류는 찜기를 이용하면 영양소 손실을 가장 적게 할 수 있으나 일부 채소는 기름에 살짝 볶는 것이 흡수율을 높인다.
- 인스턴트 식품은 염분과 포화지방산 섭취량을 조절하면 보다 건강하게 즐길 수 있다.

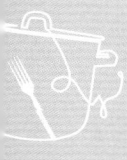

임신부의 식사 관리
태아와 엄마 건강 지키는 3가지

▽

P씨(33세)는 결혼 2년 만에 기다리던 임신에 성공했다.
속이 울렁거려 식사를 제대로 할 수 없던 입덧 기간 탓에
입덧이 끝나자마자 먹고 싶은 것이 많았다.
병원에서는 특별히 가릴 음식은 없지만
체중이 너무 늘지 않도록 주의하라고 했다.
어떻게 해야 아기에게 건강하고
예비 엄마도 건강할 수 있는 식사가 될까?

임신부는 태아의 건강한 성장을 위해 임신 전보다 많은 칼로리를 섭취해야 한다. 이때 지방과 당류 함량이 높은 식품은 덜 먹고, 단백질과 비타민, 무기질 함량이 높은 음식을 섭취하는 것이 좋다.

임신부를 위한
균형 식사 가이드

곡류를 선택할 때는 정제된 곡류보다 섬유질과 무기질이 풍부한 통곡물로 만든 음식의 섭취를 권장한다. 고기, 생선, 달걀, 콩류 등은 양질의 단백질 급원으로 우리 몸의 살과 피를 만들어주며 질병에 걸리지 않도록 도와주는데, 특히 임신 기간 중 태아의 성장 발달에 매우 중요하므로 매일 1회 이상 먹는다.

채소에 함유된 비타민과 무기질은 신체를 조절하는 영양소로, 생활에 활력을 주어 피곤하지 않도록 해주며 임신부의 피부 건강에도 도움을 준다. 따라서 매일 1회 이상의 녹황색 채소 섭취를 권장한다.

과일은 비타민, 무기질, 식이섬유 등을 함유하고 있지만 채소보다 당이 많이 들어 있어 과량 섭취 시 칼로리가 높아질 수 있다. 그러므로 혈당과 칼로리를 조절해야 하는 경우에는 섭취량에 주의한다.

우유 및 유제품에는 칼슘과 단백질 등 필수영양소가 많이 함유되어 있으며, 태아의 뼈와 이를 만들어주므로 매일 일정량을 섭취하는 것이 필요하다.

> 중요한 영양소는
> 엽산, 철, 칼슘

엄마가 임신을 알기 전부터 이미 태아의 뇌와 두개골, 척추가 몸에서 생성되고 있다. 그러므로 태아의 건강한 성장을 위해 3가지 영양소의 필요성이 강조된다. 바로 엽산, 철, 칼슘이다.

엽산은 태아의 건강한 성장에 중요한 비타민B군 중 하나다. 태아의 척추, 뇌, 두개골의 정상적인 성장을 위해 필요하며, 임신 초기 1-4개월 동안 특히 중요하다. 엽산이 많이 들어 있는 식품으로는 쑥갓, 메추리알, 시금치, 깻잎, 딸기, 부추, 토마토, 오렌지 등이 있다.

태아는 엄마 뱃속에서 활발한 대사 작용과 성장을 하기 때문에 혈액량이 급속히 증가하는 임신 기간에는 철의 중요성이 커지며, 부족할 경우에는 쉽게 피로를 느끼게 된다. 철분이 많이 들어 있는 식품은 붉은 살코기, 닭고기 같은 가금류, 생선, 굴, 깻잎 등이며, 특히 동물성 식품에 함유된 철이 식물성 식품의 철보다 흡수가 잘되므로 가급적 동물성 식품으로 충분히 섭취하는 것이 좋다.

칼슘은 태아의 뼈와 치아 형성에 매우 중요하다. 칼슘이 많이 들어 있는 식품은 우유, 치즈, 요구르트, 뼈째 먹는 생선 등이다. 따라서 임신 기간 중에 우유 또는 유제품을 매일 꾸준히 섭취하도록 한다.

건강한 태아를 출산하려면 임신부의 영양 관리가 매우 중요하다. 특히 임신 기간 중의 적절한 체중 증가는 태아의 건강을 예측할 수 있는 지표이므로, 이를 위해 알맞게 먹고 활발한 신체활동을 규칙적으로 하는 것이 권장된다.

- 태아의 건강한 성장을 위해 임신 전보다 칼로리를 많이 섭취해야 하지만, 과도한 체중 증가로 이어질 수 있어 주의가 필요하다.
- 엽산, 칼슘, 철은 태아의 성장에 중요하므로 임신 기간 중에 충분히 섭취해야 한다.
- 임신부의 적절한 체중 증가는 태아의 건강을 예측하는 지표이므로 알맞게 먹고 규칙적인 신체활동을 병행하는 것이 좋다.

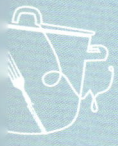

어르신의 식사 관리
우유와 유제품, 고기는 꼭 드세요

▽

A씨(30세)의 할머니는
올해 90세지만 정정하신 편이다. 그런데 최근
식사량이 줄었다는 소식에 A씨는 걱정이 커졌다.
맞벌이였던 부모님 대신 자신을 키워주신 할머니를 위해
직접 만든 요리를 대접하고 싶은데
어떤 음식을 준비해야 할머니에게 맛도 좋고
건강한 식사가 될지 고민이 되었다.

어르신은 노화에 따라 소화와 흡수 기능, 대사 기능이 저하되고 맛을 느끼는 감각도 떨어진다. 따라서 평소보다 식사량이 줄었는지 살피고 적절한 식사 관리를 해야 한다.

> 양질의 단백질과
> 불포화지방산도 필요하다

채소와 과일에 풍부한 섬유소는 변비를 예방하고 혈당과 혈중 콜레스테롤 및 혈압을 낮춰주는 장점이 있다. 또 채소는 열량이 적고 포만감을 준다. 따라서 제철 나물이나 매끼 채소 반찬 2접시 정도를 먹는 것이 권장된다. 고기는 상추, 깻잎, 버섯, 양파 등 다양한 채소와 함께 먹고 국이나 찌개에도 채소를 충분히 넣도록 한다.

우유 및 유제품에는 칼슘과 단백질이 풍부하며, 특히 칼슘은 골다공증 예방을 위해 필요하다. 따라서 하루 1회 이상 섭취하되, 우유 소화가 어려우면 여러 번에 걸쳐 조금씩 나누어 먹는다. 또는 데워서 마시거나 천천히 씹어서 마시는 것이 좋다. 요구르트나 치즈 등을 먹는 것도 권장된다. 만약 우유의 맛과 냄새가 싫다면 과자, 빵과 함께 먹거나 과일 또는 호두 등을 넣어 갈아서 먹는다.

육류, 생선, 달걀, 콩 등은 양질의 단백질 급원으로 비타민B, 철분, 아연 등이 풍부하고 우리 몸을 만들고 유지하는 데 반드시 필요하다. 따라서 채소와 함께 이런 식품들

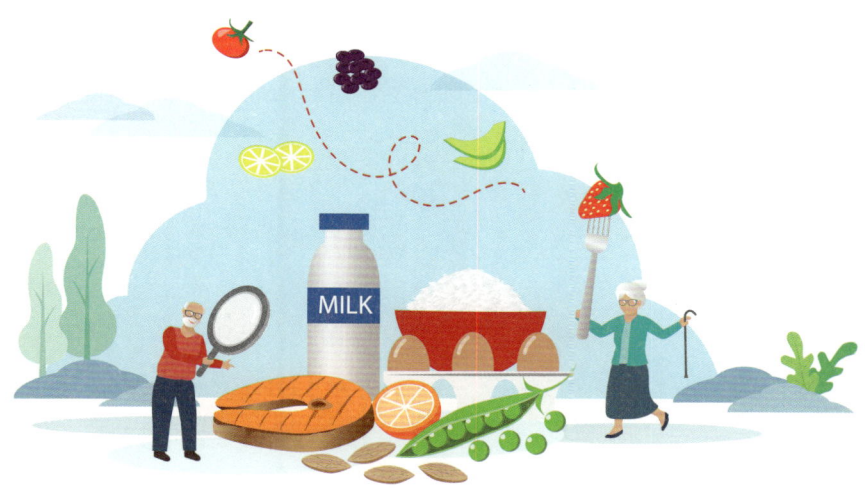

을 충분히 섭취하는 것이 권장된다.

지방은 열량을 내고 피부, 장기, 머리카락 등을 건강하게 유지해주며 지용성 비타민 흡수를 도와주지만, 많이 먹으면 살이 찔 수 있어 섭취량에 주의가 필요하다. 특히 포화지방산보다 불포화지방산(예 : 참기름, 들기름, 식용유, 올리브유, 포도씨유, 견과류 등)의 섭취가 권장된다. 나물을 무칠 때 사용하는 참기름과 들기름, 채소를 볶을 때 쓰는 식물성 기름의 양 정도는 무방하다. 등 푸른 생선도 주 1-2회 섭취하는 것이 좋다. 섬유소는 소화된 음식물이 장으로 흡수되는 속도를 지연시켜 식후 혈당이 급격히 높아지는 것을 막고 변비를 예방한다. 따라서 섬유소가 풍부한 현미 또는 잡곡의 섭취가 권장된다.

- 어르신은 노화로 인해 소화와 흡수 기능, 대사 기능, 맛을 느끼는 감각이 저하되므로 식사량 변화를 살피는 것이 중요하다.
- 다양한 채소와 과일을 충분히 섭취하고, 골다공증 예방을 위해 우유와 유제품을 하루 1회 이상 먹는다.
- 건강 유지를 위해 양질의 단백질과 불포화지방산, 섬유소를 충분히 섭취할 수 있도록 한다.

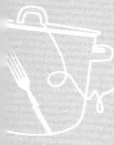

모유 수유
고기와 녹황색 채소는 언제나 식탁 위에

▽

Y씨(34세)는 야심차게 모유 수유를 시작했지만,
시간이 지날수록 고민에 빠졌다.
가려 먹어야 할 음식도 많고, 더 먹어야 하는 식품은
무엇인지 아리송했다. 수유를 할수록
힘이 쭉쭉 빠지는 것 같고 허기가 자주 찾아와서 힘들었다.
도대체 뭘 어떻게 먹어야 엄마도 아기도
건강을 챙길 수 있을까?

8월 1-7일은 세계보건기구와 유니세프가 지정한 세계 모유 수유 주간이다. 두 국제기구는 모든 여성들이 모유를 먹일 수 있는 환경을 만들고, 모든 영아들이 출생부터 6개월까지는 모유만을 먹을 수 있게 하며, 생후 2년까지는 적절한 이유식을 먹이면서 모유 수유를 하도록 권고하고 있다.

수유부의 영양 상태, 모유 생성에 영향

모유는 아기의 성장, 발달에 가장 적절한 영양을 공급해주며, 면역물질이 많이 포함되어 있어서 여러 병균이나 바이러스를 물리치도록 도와주고 알레르기 유발을 억제한다. 특히 출산 후 처음 며칠 동안 나오는 초유는 각종 면역성분이 많아 초유를 먹이는 것은 중요하다.

모유 수유는 모체에도 좋은 영향을 준다. 산후 회복이 빠르고, 자연 피임이 지속되며, 유방암이나 난소암의 발생 빈도가 감소한다. 다만 모유 수유를 2년 넘게 할 경우에는 폐경 후 질병에 노출될 위험이 있다는 보고도 있으므로 수유 기간을 잘 계획하는 것이 필요하다.

수유부의 영양 상태는 모유 생성에 영향을 미칠 뿐 아니라 모체의 건강에도 중요하므로 모유 수유를 위해서는 영양을 충분히 섭취해야 한다. 출생 후 4-6개월이 되면 아기의 몸무게는 출생 시의 2배가 되므로 아기의 빠른 성장을 위해 모체는 모유를 통해 에너지, 단백질, 지질, 비타민, 무기질 등을 충분히 공급해줘야 한다. 이를 위해 엄마는 에너지, 단백질, 철, 칼슘, 엽산, 수분을 충분히 섭취해야 한다.

단백질부터 수분까지
반드시 추가 섭취해야

모유 생산을 감안할 때 수유부에게 추가로 필요한 에너지는 하루 340kcal이며, 권장 섭취량보다 에너지를 적게 섭취하면 모유 생산이 위축될 수 있다.

단백질은 모유로 분비되는 단백질 함량과 모체에서 전환되는 단백질 효율을 감안해 하루 약 25g을 추가로 섭취하는 것이 권장된다. 단백질 섭취가 부족하면 모체에 저장된 단백질이 모유를 만드는 데 동원되어 근육이 줄어들 수 있으므로 양질의 단백질을 적절히 섭취하도록 한다.

철과 칼슘 역시 충분한 양을 섭취해야 한다. 출산 시 많은 양의 출혈과 출산 후 자궁 수축에 의한 분비물 등으로 체내 철이 결핍되어 빈혈이 나타날 수 있기 때문이다. 또한 수유 기간에는 모유 생성을 위해 칼슘 요구량이 증가하며, 칼슘 섭취가 부족할 경우 모체의 뼈에서 칼슘이 빠져나가 뼈가 약해질 수 있다.

엽산은 임신 기간 중 체내 저장량이 고갈되는 현상이 나타나기도 하며, 수유 기간 중에도 저장 상태가 불량해질 수 있으므로, 모유 생성을 위해 엽산을 추가로 섭취하도록 한다. 마지막으로 모유는 87%가 수분이므로 하루에 적어도 700mL의 수분을 추가로 섭취해야 한다.

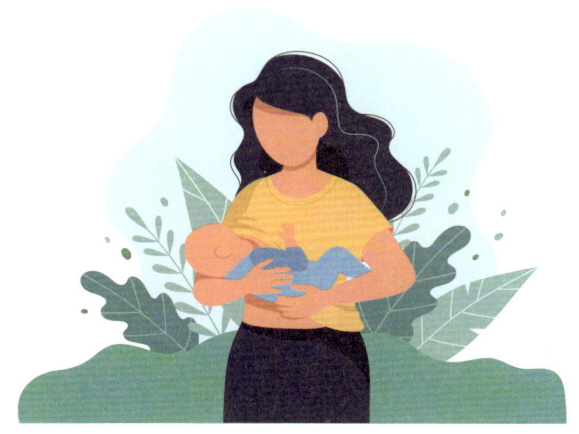

- ● **단백질이 많이 함유된 식품**
  소고기, 돼지고기, 닭고기, 생선, 달걀, 두부, 콩 등
- ● **철분이 많이 함유된 식품**
  붉은 살코기, 닭고기 같은 가금류, 생선, 굴, 깻잎 등
- ● **칼슘이 많이 함유된 식품**
  우유와 유제품, 뼈째 먹는 생선, 무청, 고춧잎, 갓 등
- ● **엽산이 많이 함유된 식품**
  쑥갓, 메추리알, 시금치, 깻잎, 딸기, 부추, 토마토, 오렌지 등

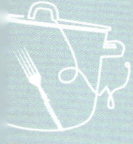

영양표시
식품 포장을 보면 영양이 보인다

▽

최근 건강한 먹거리에 대한
관심이 생긴 L씨(36세)는 건강한 식사를 만들기 위해
마트를 찾았다. 그런데 매번 제품명을 하나하나
인터넷에 검색해볼 수도 없고, 어떻게 해야
더 건강한 식품을 쉽게 알아낼 수 있을지
궁금해졌다.

영양표시란 식품에 어떤 영양소가 얼마나 들어 있는지를 포장에 표시한 것을 말하며, 영양정보 또는 영양성분이라고 적혀 있기도 한다. 1995년 영양표시 제도를 처음 도입한 이후 점차 표시 품목을 확대해 2010년부터는 어린이 식생활안전관리 특별법에 따라 패스트푸드 등 일부 외식 메뉴에도 영양표시 의무화가 시행되고 있다.

> 영양표시,
> 그냥 지나치면 손해

식품의약품안전처에서는 향후 소비자의 알 권리 및 국민건강 증진을 위해 영양성분 표시 대상 품목을 계속 확대할 예정이다. 현재 표시 대상 영양성분은 열량, 나트륨, 탄수화물, 당류, 지방, 트랜스지방산, 포화지방산, 콜레스테롤, 단백질 등 9가지 성분이다.

영양표시를 확인하면 어떤 점이 도움이 될까? 먼저 제품에 포함된 영양성분과 함량을 알 수 있고 제품들 간에 영양성분을 비교할 수 있다. 또 원재료명 목록도 건강에 좋은 식품을 선택하는 데 중요한 정보를 제공한다.

이러한 정보들을 토대로 자신의 건강에 적합한 제품을 선택하고 영양 섭취를 스스로 관리하는 것이 가능하다. 예를 들어 지금 체중 감량 중이라면 열량을 확인해 자신에게 유리한 식품을 선택하면 된다. 고혈압의 예방과 관리를 위해서는 나

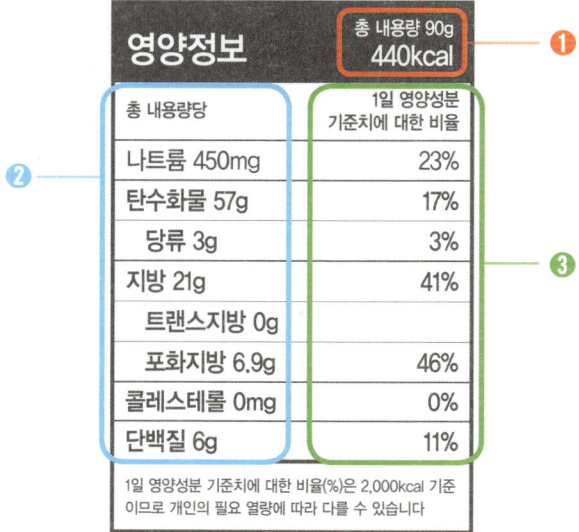

❶ 표시된 영양정보의 기준이 되는 양이 제시되어 있다.
❷ 기준량에 따르는 각 영양소의 함량을 확인할 수 있다.
❸ 하루에 섭취해야 하는 영양소 기준치를 100이라고 가정할 때 해당 식품을 통해 얻는 영양소의 비율을 확인할 수 있다.

트륨을 확인한다. 비만과 당뇨병을 주의해야 한다면 당류의 양을, 심혈관계 질환의 예방 및 관리를 위해서는 지방(트랜스지방산, 포화지방산)과 콜레스테롤의 함량을 확인하는 습관을 갖는다.

영양표시를 보고 제품을 선택하는 구체적인 방법은 위의 그림을 참고할 때 다음과 같다.

첫째, 제품 앞면에서 총 열량을 확인한다. 본 제품은 90g (440kcal)이므로 다 먹으면 총 440kcal를 섭취하게 된다.

둘째, 영양성분 표시(총 내용량, 100g당 내용량, 1회 섭취 참고량)를 확인하고 실제로 먹은 양과 비교한다.

셋째, 관심 있는 영양성분을 상세히 확인한다. 만약 지방과 나트륨이 적게 들어간 과자를 원한다면 지방 및 나트륨 함량과 1일 영양성분 기준치에 대한 비율을 보고 여러 종류를 비교한다.

이처럼 영양정보 표시를 읽으면 튀기지 않고 구워 지방 함량이 낮고, 소금 첨가량을 줄여 나트륨 함량이 낮은 과자를 쉽게 선택할 수 있다.

- 제품에 포함된 영양성분과 함량을 파악해 본인의 건강에 적합한 것을 고를 수 있다.
- 체중 감량 또는 조절이 필요한 사람은 가급적 열량이 적은 제품을 선택하면 도움이 된다.
- 고혈압, 심장질환 등의 만성질환이 있다면 나트륨과 지방 함량이 적은 제품을 고르는 것이 바람직하다.

식탁의 정석
한 끼에서 건강까지

1쇄 발행일 2021년 12월 1일

펴낸이 최종훈
지은이 이정민
펴낸곳 봄이다 프로젝트
등록 제2017-000003호
주소 경기도 양평군 서종면 황순원로 414-58 (우편번호 12504)
전화 02-733-7223
이메일 hoon_bom@naver.com

편집 이나경 안은지 박준숙
디자인 designGo
표지 이미지 shutterstock
인쇄 SP

ISBN 979-11-971383-9-3
값 15,000원

*이 책의 저작권은 저자와 봄이다 프로젝트가 소유합니다.
*신저작권법에 의하여 한국 내에서 보호를 받는 저작물이므로 무단전재와 복제를 금합니다.